INSPIRATIONS PULMONAIRES

OU

FUMIGATIONS INTERNES

GUIDE PRATIQUE

DE LA

MÉTHODE THÉRAPEUTIQUE

du Docteur

J. M. RICHARD DESRUEZ

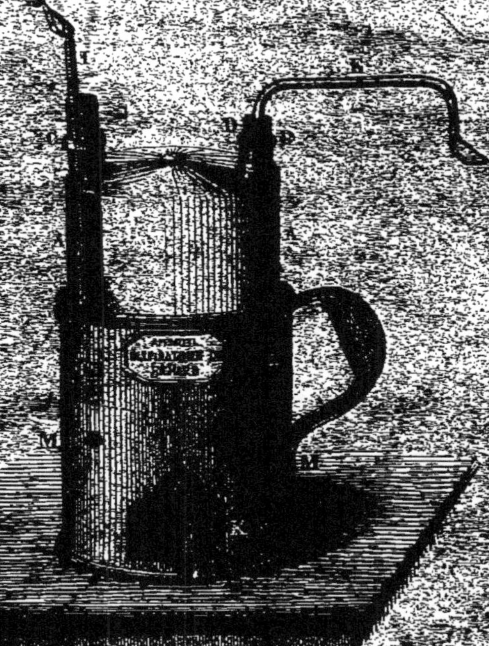

CHAMEROT, LIBRAIRE-ÉDITEUR

13, rue du Jardinet

PARIS. — IMPRIMERIE BONAVENTURE ET DUCESSOIS,
QUAI DES GRANDS-AUGUSTINS, 55.

INSPIRATIONS

PULMONAIRES

Cet Ouvrage se trouve aussi rue Taranne, 16

PARIS. — IMPRIMERIE BONAVENTURE ET DUCESSOIS,
QUAI DES AUGUSTINS, 55, PRÈS DU PONT NEUF.

INSPIRATIONS
PULMONAIRES

ou

FUMIGATIONS INTERNES

GUIDE PRATIQUE

DE LA

MÉTHODE THÉRAPEUTIQUE

du Docteur

J. M. RICHARD DESRUEZ

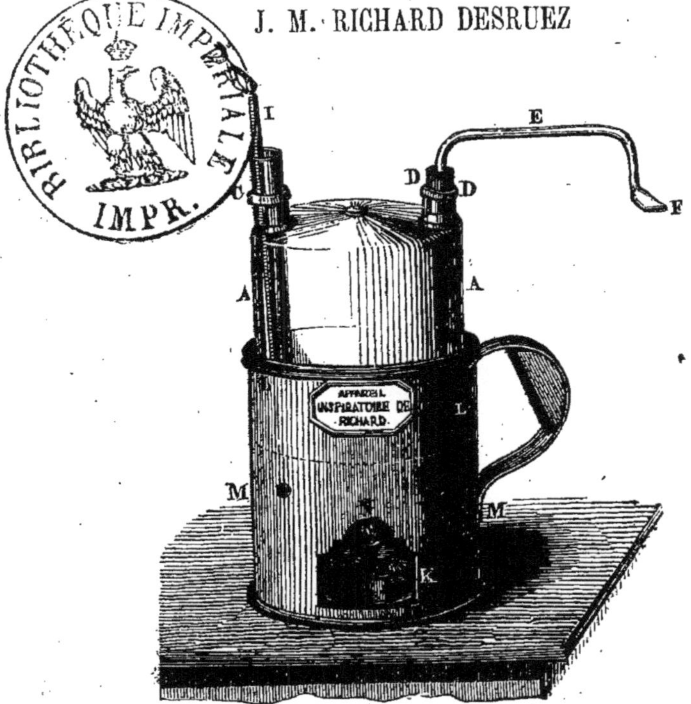

PARIS

CHAMEROT, LIB.-ÉDIT., RUE DU JARDINET, 13

AVANT-PROPOS

Cet opuscule n'est que le résumé d'un
grand ouvrage auquel le docteur Richard
consacre ses veilles depuis de longues années.

Il a existé de tout temps des ignorants
impudents qui n'hésitent pas à s'approprier
les découvertes d'autrui. C'est ce qui est

arrivé pour l'appareil du docteur Richard. Certains individus ont bien voulu s'en déclarer les inventeurs, et ils ont même daigné tenter quelques essais très-infructueux de la méthode des *Inspirations Pulmonaires*. Tout en dénonçant aux honnêtes gens des actes aussi déloyaux, nous avons voulu poser nettement la question de priorité et exposer sommairement la méthode thérapeutique que les hommes de la science pourront dès-lors discuter en connaissance de cause.

Ce petit traité, quelque incomplet qu'il puisse être, a donc pour but de provoquer l'attention des savants sur une méthode appelée, nous le croyons, à rendre de grands services, et, d'un autre côté, de mettre le public en garde contre un charlatanisme

effronté qui s'approprie, sans les comprendre, les procédés scientifiques de M. J. M.
Richard Desruez.

L'ÉDITEUR,

PAUL RICHARD.

Paris, mai 1854.

INSPIRATIONS

PULMONAIRES

Professeur particulier de chimie et pharmacien de la clinique interne à la Charité, en 1812, nous fixions, dès cette époque, l'attention de nos élèves sur l'action de l'air humide et froid et de l'air chaud et humide sur l'économie du corps humain : nous leur disions qu'un grand nombre d'affections aiguës pouvaient être déterminées par le premier moyen et guéries par le second ; qu'il ne fallait pas croire que cette action fût déterminée seulement par la chaleur et la vapeur d'eau ; qu'outre ces deux agents naturels, il y avait encore des phénomènes électriques qui devaient jouer un grand rôle dans l'économie , et que, sur la connaissance exacte de ces faits, reposaient peut-être l'étiologie des affections aiguës, et surtout leur thérapeutique. Séance tenante, nous en donnâmes une preuve.

Nous fîmes inspirer à un jeune homme de l'air traversant de l'eau à zéro pendant six minutes ; l'aphonie fut complète et le malade ne pouvait plus émettre un son. Nous lui fîmes ensuite inspirer de la vapeur d'eau à 50, 55° Réaumur pendant vingt minutes, au point de déterminer un peu de moiteur. La voix fut rétablie. Cet essai suffit à notre auditoire. Le lendemain nous proposâmes à M. Leroux, doyen de la Faculté, qui depuis longtemps était tourmenté par une affection catarrhale, ce même moyen pour combattre son catarrhe ; M. Leroux nous fit répéter l'expérience devant ses élèves, et ensuite nous pria de lui établir un appareil à son usage. Ce moyen lui réussit parfaitement et fit presque cesser son catarrhe. Cet appareil, en fer-blanc, fut connu sous le nom de l'appareil Leroux.

Cette idée nous permit de faire de suite un grand nombre d'applications que nous indiquâmes aux médecins, qui les rejetèrent. Cependant, à cette même époque, nous traitâmes un de nos amis, qui avait une affection syphilitique, par des inspirations de sublimé corrosif, et, au bout de quinze jours, tous les symptômes disparurent. Je communiquai ce fait à des médecins, qui le nièrent. Sans appui et n'étant pas encore médecin, nous abandonnâmes cette idée à regret, parce qu'il nous semblait démontré qu'on pouvait, par cette méthode, traiter un grand nombre de maladies.

Notre appareil nous servit à la clinique interne pour quelques affections aiguës de la gorge et des bronches.

Ces quelques mots de bonne foi ne veulent pas dire — et personne ne s'y trompera — que nous cherchons à nous attribuer la découverte des inspirations pulmonaires. Cette découverte est très-ancienne. De tout temps, les médecins ont observé les résultats des modifications naturelles de l'air, et ont été portés assurément à donner à l'atmosphère, par des moyens artificiels, les qualités dont ils reconnaissaient l'influence salutaire.

Hippocrate recommandait l'usage des fumiga-

tions et indiquait le moyen de les faire utilement [1]. Galien ordonne contre les toux nocturnes
des fumigations de styrax, mastic, sandaraque,
baies de laurier, etc. [2]

Fernel, Bartholin, Willis, et plusieurs autres
médecins, ont reconnu l'influence des modifications de l'air atmosphérique dans beaucoup de
maladies.

Baglivi signale cette influence dans son cha-
pitre : *De Mutando aere in longis et difficilibus
morbis.*

Drake [3] recommande l'inspiration de l'air à
zéro, dans les affections thoraciques aiguës.

D'autres préfèrent de l'air chaud et humide.

Read et Trissen conseillent de respirer l'air
chaud, humide et animalisé des étables. Ce conseil
est surtout donné dans la phthisie. C'est contre
cette affection que toutes les diverses fumigations
ont été dirigées, et ensuite abandonnées par suite
de leur insuccès.

En 1720, à Londres, elles reprirent valeur.

[1] Trad. latine d'Anuce Foës, *de Morb.*, lib. II, sect. V.
[2] *De facile parabilibus liber*, p. 166.
[3] *Journal des Progrès*, tome XI, p. 228.

Bennet, médecin anglais, dans son *Theatrum tabidorum*, les regarde comme le meilleur moyen que l'on puisse employer dans la phthisie.

Dans le cinquième volume des Mémoires de l'Académie royale de chirurgie, on trouve un grand nombre de faits rapportés par de très-bons observateurs qui prouvent l'utilité de ces fumigations.

On a distingué de tout temps deux sortes de fumigations : les unes sèches, *suffitus ;* les autres humides, *halitus*.

Les fumigations sèches peuvent être faites dans l'appartement du malade, dans le lit ou dans des boîtes fumigatoires, semblables à celles de M. le docteur Galais, en vaporisant des substances différentes, selon la médication que l'on veut suivre.

On a indiqué tour à tour la vapeur de l'encens, de la cire jaune, de la térébenthine, du styrax, de la myrrhe, du benjoin, du goudron, du santal jaune, des baies de genièvre et autres substances balsamiques. Toutes ces fumigations se préparaient en projetant ces substances pulvérisées sur des charbons incandescents. C'était une grande erreur, car ces fumigations, ainsi préparées, de-

1.

vaient être irritantes et occasionner des toux beaucoup plus fortes.

Il vaut mieux, pour les fumigations de goudron, de cire, de térébenthine, de styrax, de benjoin, et autres substances balsamiques, les faire chauffer dans des vases disposés de manière que l'acide carbonique du charbon ne puisse se volatiliser dans la chambre du malade, et au bain-marie avec des dissolutions salines très-concentrées. Par ce moyen, on obtient un air parfumé, doux, et nullement irritant. Si, au contraire, comme je l'ai vu faire dans l'appartement d'une phthisique, on fait chauffer à nu du goudron, bientôt celui-ci se décompose, brûle, et donne naissance à tous les produits des substances végétales décomposées, produits qui irritent, font tousser, et sont plus nuisibles qu'utiles.

Les autres substances doivent être placées en poudre sur des plaques métalliques non incandescentes, ou dans des bassinoires avec de la cendre chaude.

On fait encore des fumigations sèches avec l'iode, le soufre, le cinabre et autres substances métalliques. Dans tous ces cas, il faut éviter que

le malade puisse respirer ces vapeurs. On s'oppose
à cet inconvénient en plaçant le malade dans les
boîtes du docteur Galais, qui renferment exactement le cou du malade et laissent la tête libre et à
l'abri de toute émanation.

L'usage de fumer du tabac, de la belladone, du
datura stramonium, à l'aide de la pipe, forme
une des variétés des fumigations sèches. Ce moyen
a été employé par un grand nombre de médecins.

Les fumigations humides se préparent avec des
infusions émollientes ou aromatiques, que l'on
fait évaporer dans la chambre ou le lit des malades, ou que l'on porte dans les poumons, au
moyen d'entonnoirs et d'autres appareils semblables à celui qu'indiquait Hippocrate.

Ces fumigations ou bains de vapeur peuvent
être préparées très-rapidement, en prenant une
brique rouge que l'on place dans une bassinoire
avec une livre d'infusion émolliente ou aroma-
tique, puis que l'on dispose au pied du lit du
malade que l'on a enveloppé d'une toile cirée
soutenue par des cerceaux. En renouvelant la
brique rouge et l'infusion toutes les vingt minutes, vous pourrez, tout le temps désiré, placer

ce malade dans un bain de vapeur, qui ne l'incommode nullement et ne l'expose à aucun déplacement. Nous avons souvent mis en usage ce moyen à la Maternité, et nous nous rappelons qu'il pouvait s'adapter à des sujets qui n'étaient pas en état de faire un mouvement.

Les fumigations portées dans l'appartement du malade, et préparées à la manière de M. le docteur Bennet, peuvent être utiles, si ces vapeurs sont sèches, dans certaines affections ; mais quant aux vapeurs humides, je doute beaucoup de leur efficacité, parce qu'elles n'arriveront jamais dans les poumons qu'à la température de l'air de l'appartement. Si cette température est à 10, 15, et même 20°, les vapeurs refroidiront le malade, l'enroueront, et exciteront sa toux au lieu de la diminuer. Pour agir dans ce cas avec quelque succès, il faudrait que la température de la chambre fût à 40 ou 45°, et qu'il arrivât dans la chambre des vapeurs et de l'air chaud. Cette explication nous rappelle une circonstance qui amena un résultat bien favorable : à la Charité, salle Saint-Louis, service de M. Lherminier, un malade atteint d'une bronchite intense aiguë et d'une toux incessante, n'ayant pu être soulagé par tous les médicaments qui avaient été prescrits, fut guéri dans une nuit par la fuite d'un tuyau de vapeur qui creva au pied de son lit, et l'enveloppa d'une chaleur douce et humide. Ici la vapeur était en assez grande quantité pour conserver la *chaleur* nécessaire au malade.

Pendant longtemps, les divers procédés imaginés pour porter les vapeurs dans le poumon restèrent très-défectueux ; ainsi, dans l'appareil conseillé par Hippocrate, dans l'emploi des entonnoirs recevant de la vapeur et la dirigeant dans la bouche, dans les narines, etc., dans ces appareils où l'on chauffe de l'eau, et où on laisse évaporer par de longs tubes la vapeur, enfin dans tous les appareils des anciens, il y avait un vice radical, c'est que les anciens n'ont jamais considéré que la vapeur, et n'ont pas observé qu'il fallait respirer en même temps, par conséquent introduire à la fois dans les poumons de l'air et de la vapeur. Qu'arrive-t-il dans la plupart de ces moyens? En exposant des malades à une vapeur pure, c'est-à-dire sans mélange d'air, il s'ensuit que la vapeur prend la place de l'air atmosphérique, gêne le malade, et même l'expose à tousser ou à suffoquer, et que le malade est forcé de suspendre à plusieurs reprises cette opération pénible, qui cependant le soulage, tant l'action de cette vapeur est grande. Cette observation est tellement commune, que la plupart des praticiens pensent que les inspirations bien faites doivent fatiguer les malades, et qu'il ne faut pas les prolonger plus de 10 minutes. C'est une erreur qui peut compromettre ce procédé, et qui cessera lorsqu'on observera avec soin inspirer un malade convenablement dirigé. Nous soutenons même que, dans tous les cas où la dyspnée sera excessive, comme chez les cholériques, les asthmatiques, les pleurétiques, les pneumoniques, les inspirations pulmonaires ne présenteront aucune gêne, aucune fatigue ; au contraire, on verra peu à peu les symptômes diminuer, et les malades, soulagés, inspirer avec plus de force, souvent avec trop d'empressement ; alors il faut les engager à modérer leurs efforts. Dans tous ces cas graves, jamais les malades ne m'ont demandé à cesser leurs inspirations. Nous nous rappelons, à la Maternité, une malade, six heures après sa couche, offrant tous les caractères d'une double pneumonie, ayant la face cyanosée, n'ayant pour toute respiration qu'une espèce de cri très-court et très-répété , qui a inspiré deux heures et demie de suite, et dont les inspirations , qui étaient au nombre de soixante, sont arrivées ensuite à trente.

Parmi tous les appareils inspiratoires, celui qui sera disposé de manière que les vapeurs médicatrices puissent pénétrer facilement dans le poumon avec l'air atmosphérique nécessaire à la vie , sera le meilleur et le seul utile. Celui que nous avons établi en 1842, et qui n'est autre chose qu'un flacon de Wolf à deux tubulures, présente cet avantage , et est le seul qui ait été employé jusqu'à ce jour : quelques praticiens l'ont seulement un peu modifié.

Avant de décrire cet appareil, nous allons examiner quelles sont les conditions nécessaires à sa disposition.

Ces conditions sont :

1º Le diamètre des tubes ;

2º Celui des vases ;

3º La hauteur du liquide traversé par l'air atmosphérique ;

4° Une température déterminée et appropriée aux diverses affections et aux divers malades.

1° *Diamètre des tubes.* En 1842, les premiers appareils que nous préparâmes étaient faits avec des tubes très-étroits, et il était difficile de continuer longtemps l'inspiration. Nous avons essayé alors divers diamètres, et ceux qui nous parurent le mieux réussir étaient du diamètre de la trachée-artère, c'est-à-dire 6 lignes (0m,014). Depuis, nous avons toujours gardé le même diamètre.

Les tubes sont de plusieurs sortes : les uns pour la bouche; leur longueur est de 45 centimètres; ils doivent être courbés à angle droit, comme on le verra dans la figure suivante, puis abaissés à leur extrémité inférieure, pour que la salive ne puisse retomber dans le flacon; ils sont terminés par une embouchure aplatie, du même diamètre que le tube, embouchure qui doit être placée dans la bouche.

Les tubes pour les inspirations nasales, toujours du même diamètre, sont courbés, à angle droit, puis l'extrémité, également à angle droit, est relevée; l'extrémité du tube est évasée suffisamment et ses bords renversés, afin de recevoir le pavillon du nez. Il est encore d'autres tubes de verre effilés qui communiquent à une sonde de gomme élastique ; ces tubes peuvent servir pour des fumigations dans le tube auditif externe, sur le col de la matrice ou dans les cavités intestinales. A l'appareil que nous allons indiquer est adapté un soufflet pour faire arriver la vapeur. Cet appareil ingénieux est dû à M. le docteur Récamier, qui nous l'a fait établir, et s'en est servi fréquemment.

2° *Diamètre des vases.* Ce diamètre a beaucoup varié : dans le principe, les vases dont nous nous servions n'avaient que 8 centimètres de diamètre. En multipliant nos expériences, qui, sur ce point, ont été infinies, nous avons observé que plus nous introduisions de vapeur avec l'air dans l'appareil pulmonaire, plus nous obtenions de résultats favorables, surtout dans les affections pulmonaires. Nous avons donc été conduit naturellement à augmenter cette surface, puisque nous savions que l'évaporation est en raison directe de la surface. C'est ainsi que nous avons pu estimer les diverses quantités d'eau introduites à l'état de va-

peur dans le poumon. A une température de 50°
Réaumur, et dans un vase de 8 centimètres de
diamètre, la moyenne de l'évaporation de l'eau
en vapeur dans les poumons est de 40 grammes
pendant une heure.

Dans les mêmes circonstances, un vase de
12 centimètres de diamètre donne 50 grammes.

Enfin un vase de 17 centimètres de diamètre,
placé dans les mêmes conditions, donne une
évaporation de 75 grammes d'eau.

En multipliant encore la surface, il y a trop de
vapeur, ce qui gêne la respiration chez des sujets
bien portants; mais nous croyons qu'il serait
utile de continuer ces recherches dans les états
inflammatoires.

3° *Hauteur du liquide.* La hauteur du liquide
dans le flacon est déterminée par la colonne de
verre; celle-ci doit plonger dans le liquide de
6 à 8 centimètres. Cette hauteur suffit pour élever la température de l'air et de la vapeur au
même degré que celui du liquide traversé; et,
phénomène remarquable qui ne peut s'expliquer
que par l'endosmose, c'est que l'air et la vapeur à
50, 55, 58° Réaumur, ne perdant qu'un degré et

demi en traversant la longueur des tubes, arrivent dans la bouche ou dans les narines à une température que ne pourrait certainement pas supporter la peau, et que cette action peut avoir lieu pendant deux et trois heures sans accident.

4° *Température.* Voy. p. 22.

Description de l'appareil. Nous croyons qu'il est inutile d'indiquer que l'on doit proscrire tous les appareils métalliques, pour éviter les accidents qui peuvent survenir de leur emploi [1]. La crainte

---

[1] L'exemple suivant le prouvera. Ayant fourni un appareil en argent à la femme d'un ambassadeur pour faire des inspirations émollientes et ensuite aromatiques, ces inspirations, suivies avec soin, guérirent la malade, et l'appareil fut délaissé. Un an après, cette même malade reprit ses inspirations, qui ne produisirent plus le même effet; chaque fois qu'elle inspirait, elle éprouvait une saveur styptique, métallique, et une irritation à la gorge; elle nous annonça ce changement, et, aussitôt, nous renvoyâmes à la malade un appareil de verre, en la priant de cesser les inspirations dans son appareil d'argent, qui, visité attentivement, nous présenta, dans l'intérieur du tube recourbé en même métal, une certaine couche de carbonate de cuivre. Les appareils en fer-blanc offrent le même inconvénient. Nous avons connu un médecin qui faisait prendre des inspirations de chlore dans un vase de fer-blanc, et qui était étonné des accidents qui survinrent chez son malade.

d'erreurs fâcheuses nous fait proscrire les appareils métalliques, et nous force à n'avoir recours qu'à ceux en verre. Il ne sera donc question que de ceux-ci.

L'appareil inspiratoire se compose : 1° d'un flacon tubulé A A, de 17 centimètres de diamètre,

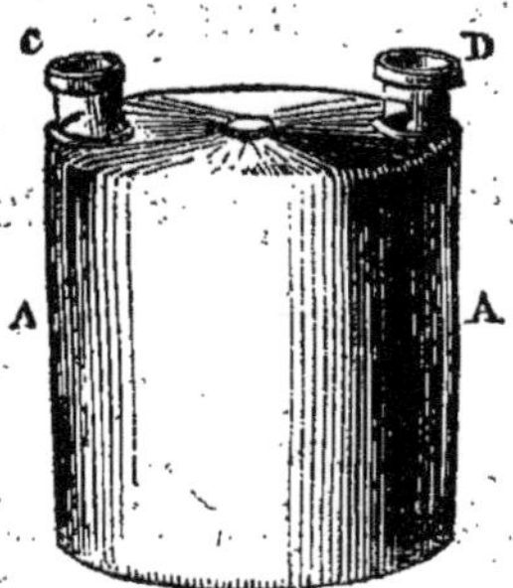

flacon de Wolf, à deux tubulures. La première tubulure C fermée par un tube de verre creux et

droit B, du diamètre de 3 centimètres, destiné à recevoir un thermomètre I et à donner passage à l'air et à la vapeur qui doivent arriver aux pou-

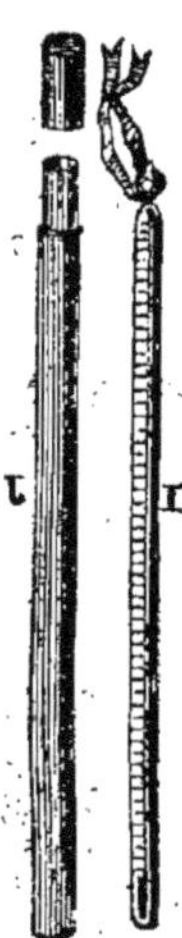

mons ; la deuxième tubulure ouverte, chargée de recevoir le tube en verre recourbé et terminé, ou par un pavillon G, ou par une embouchure E que

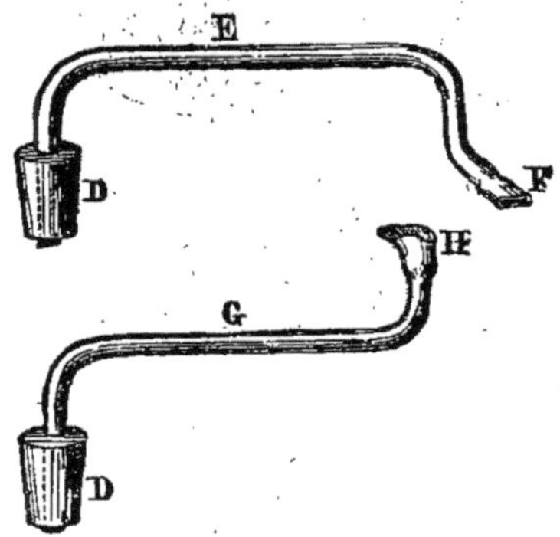

l'on place sous le nez ou dans la bouche du malade; 2° de tubes en verre destinés pour la bouche; 3° de tubes en verre pour le nez, qui doivent être d'un diamètre de 14 millimètres; 4° d'un réchaud en fer-blanc MM; 5° d'un cylindre de

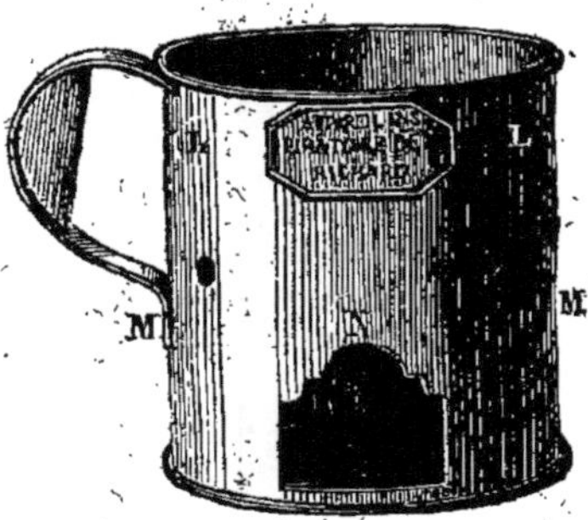

même métal LL, nommé bain-marie, portant

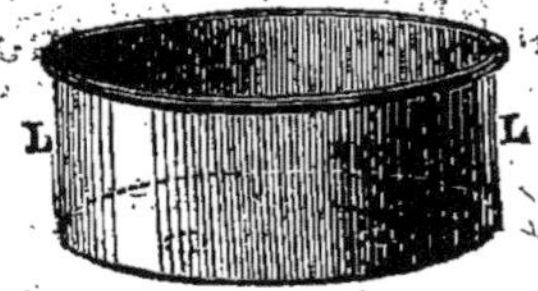

soudés sur le fond des anneaux, servant à isoler le flacon du fond du bain-marie; 6° d'une lampe à esprit-de-vin K.

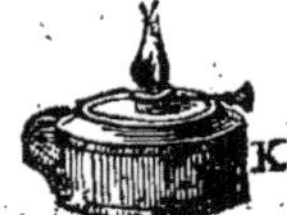

Disposition de l'appareil.

1° Verser dans le flacon tubulé AA le liquide approprié froid en quantité suffisante pour que le tube droit B puisse plonger de 6 à 8 centimètres dans ce liquide. (Voir l'observation sur la hauteur du liquide, p. 14.)

2° Adapter au flacon tubulé, sur la tubulure ouverte D, le tube recourbé terminé par une embouchure E, ou le tube à nez G.

3° Introduire dans la colonne de verre B le thermomètre I qui servira à mesurer la température de l'inspiration. Ce thermomètre doit être placé avant d'allumer la lampe, car, si dans le vase de verre chaud on introduit le thermomètre froid, celui-ci fera rompre aussitôt le flacon, ou peut lui-même se briser.

4° Verser dans le cylindre de fer-blanc L, ou bain-marie, un centimètre d'eau froide, ensuite reposer le flacon tubulé sur les anneaux métalliques et le consolider au moyen de viroles de siége.

5° Toutes les précautions prises, allumer la

lampe à esprit-de-vin K, et chauffer jusqu'à 45° du thermomètre Réaumur.

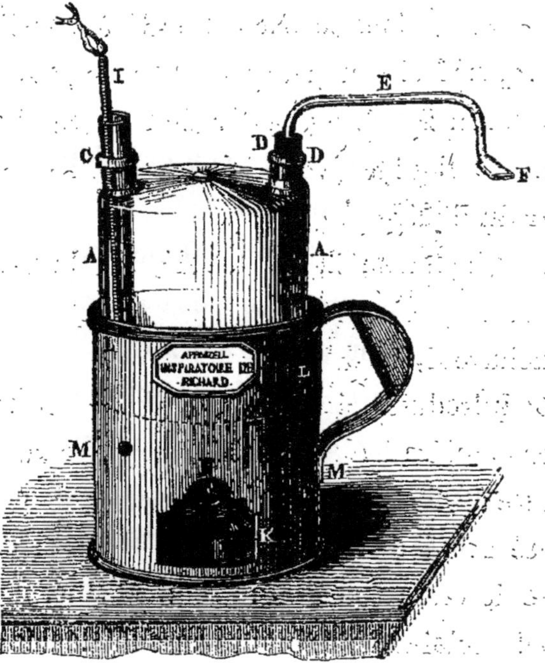

Commencer l'inspiration à 45°, sans gêne et sans fatigue. A cet effet, placer l'embouchure de verre entre les lèvres, fermer exactement celles-ci, qui tiendront toujours embrassée l'ouverture du tube, contracter légèrement les lèvres pour aspirer, comme l'on agit pour humer un œuf à la coque, ou boire un liquide que l'on veut déguster ; s'arrêter un instant : pendant l'arrêt, rendre lentement par les narines, sans quitter le tube, l'air de l'expiration, puis recommencer une nouvelle inspiration, et ainsi de suite sans interruption. Ce mouvement est naturel, et ne peut nullement fatiguer, dès que l'on y est un peu habitué ; il faut éviter de faire des inspirations qui soulèveraient tout l'appareil pulmonaire, car, dans ce cas, le moyen serait fatigant, et, par conséquent, ne pourrait être continué ; on évitera également d'inspirer par la bouche et les narines en même temps. Il est nécessaire que toute la quantité d'air et de vapeur qui doit entrer dans les poumons passe par la bouche. Enfin l'inspiration doit être faite comme si l'on buvait à longs traits, parce que la déglutition des liquides ayant lieu, il ne peut entrer d'air dans les narines, fermées alors par le voile du palais. Cette opération est celle des fumeurs qui inspirent toute la fumée du tabac par la bouche, et ensuite la rendent par le nez. En agissant ainsi, les inspirations médicamenteuses sont toujours employées sans fatigue, et, pour se distraire de l'ennui qu'elles causent quelquefois par leur durée, on peut, tout en les faisant, s'occuper à lire, à broder, à coudre, etc.

Je continue l'explication du procédé opératoire : on laisse monter, selon le besoin, la température à 48, 50, 52, 54, 56, 58, 60° Réaumur, sans jamais incommoder le malade ; alors, maintenir la température à ces divers degrés : pendant quarante-cinq minutes, si l'inspiration dure une heure ; pendant cinq quarts d'heure, si elle a lieu pendant une heure et demie ; pendant sept quarts d'heure, si elle se fait pendant deux heures ; ensuite éteindre la lampe, et terminer lorsque la température sera revenue à 40°. Pour descendre à ce dernier degré, il faut un quart d'heure. Dans l'origine, nous laissions les malades terminer, même les artistes chanteurs, à ces températures élevées, et nous nous rappelons que cette transition basse occasionnait des enrouements assez fréquents. Ce n'est qu'après avoir eu l'honneur de traiter M. le docteur Jadioux par des inspirations aromatiques, que cet habile praticien nous fit observer qu'il serait utile de descendre progressivement à une température plus basse. Depuis, nous avons suivi cette observation utile, et nous n'avons plus re-marqué d'enrouement.

L'appareil que nous venons de décrire sera employé pour préparer et administrer toutes les inspirations chaudes et humides.

Nous avons imaginé un autre appareil pour les inspirations sèches à de hautes températures.

Cet appareil, à l'aide duquel on fait inspirer aux malades des vapeurs sèches à une tempéra-ture de 250° centigrades, ne peut guère recevoir son application que dans la maison que nous diri-geons ou par les soins d'un médecin, en raison de son prix fort élevé [1]. Pour le préparer, il faut le faire chauffer jusqu'à ce que le thermomètre marque 400°.

[1] Cet appareil complet est du prix de 400 fr. Le thermo-mètre seul coûte 20 fr.

Considérations générales

De la Respiration.

L'étude de la respiration forme, sans contredit, un des chapitres les plus importants de la physiologie, puisqu'il est vrai de dire que vivre c'est respirer.

Appareil de la respiration et de la phonation. —Voies aériennes.

L'appareil de la respiration se compose de trois parties parfaitement distinctes : un soufflet et son porte-vent, représentés par le poumon et la trachée-artère, une anche membraneuse, la glotte, enfin un tuyau vocal constitué par le pharynx, la bouche et les anfractuosités nasales.

Du Poumon.

Personne ne doute de la prééminence du poumon, organe le plus complexe, le plus délicat, le plus sensible, et cependant jouissant d'une grande force de cohésion.

Sa structure anatomique est tellement fine et subtile, tellement disposée, qu'elle occupe un grand espace avec très-peu de substance réelle. Son tissu est essentiellement spongieux; si l'on fait des coupes dans un poumon desséché, on peut avec un faible grossissement y constater une disposition d'apparence celluleuse, qui avait fait comparer, par Malpighi, le tissu du poumon à une ruche d'abeilles.

Les poumons, au nombre de deux, remplissent presque en entier la vaste capacité de la poitrine, et à peine si leur poids est d'un demi-kilo-gramme, car il entre dans leur composition dix-neuf vingtièmes d'air et un vingtième seulement de parties solides. Leur structure réticulo-celluleuse présente si peu de densité que Némé-sius, médecin du iiie siècle, appelle le poumon une chair écumeuse, mais que l'on pourrait encore mieux comparer à une éponge par sa légèreté, sa facile extension, son incomparable perméabilité et son état habituel de saturation d'air et de sang. Les poumons, en effet, ne sont autre chose qu'une immense collection de cellules disposées dans un ordre particulier pour la fonction à laquelle ces organes sont destinés. Le nombre de ces cellules a été évalué, sans doute d'une manière approximative, à 583,000; toutes communiquent entre elles ainsi qu'avec les canaux aérifères, la trachée-artère, les bronches et les ramifications de ces dernières, dont elles sont la terminaison. Les anatomistes prétendent que la surface de ces cellules a donné 57,949,000 mèt. carrés, formant ainsi une immense surface de voies aériennes en contact avec l'air atmosphérique, surface qui répond à trente-trois fois l'étendue de la surface du corps. Il faut encore ajouter que dans un temps donné, même assez court, tout le sang de l'économie traverse les poumons, comme l'a indiqué M. Hiffelsheim[1], qui a obtenu les résultats suivants : 1° avec les chiffres les plus forts, il trouve que la durée totale d'une circulation de toute la masse du sang est de 3 minutes et 35 secondes; 2° avec les chiffres

[1] Rapport sur un mémoire de M. Hiffelsheim, *Gazette médicale*, 1850, p. 332.

les plus faibles, il trouve que cette durée est de 1 minute et 46 secondes. Entre ce maximum et ce minimum, la moyenne est de 2 minutes et 40 secondes. Il suit de là que chez un homme adulte, la masse entière du sang met 2 minutes et 40 secondes à opérer une circulation complète.

Il existe encore de petits groupes de cellules que l'on peut aisément isoler par la dissection; on les a appelés lobules du poumon. Ces lobules sont suspendus aux dernières ramifications des bronches, et le poumon n'est que le groupement d'une masse de lobules soutenus par ces ramifications qui viennent s'ouvrir au milieu d'eux, et les mettent en rapport avec l'air atmosphérique. Ces ramifications sont les divisions des canaux aérifères.

Les canaux aérifères se composent de la trachée-artère, des bronches et de leurs divisions.

La trachée-artère est un tube de 130 à 150 millimètres de long, et d'un diamètre de 20 à 25 millimètres. Elle est verticalement placée en avant de la colonne vertébrale et s'étend depuis la cinquième vertèbre du cou (cervicale) jusqu'à la troisième vertèbre du dos (dorsale); au niveau de

ce dernier point elle se bifurque ; les deux nouveaux conduits prennent le nom de bronches, et
chacun d'eux, au moment de pénétrer dans le poumon, se divise en deux nouveaux conduits qui se
divisent eux-mêmes à leur tour. Toutes ces bronches vont en divergeant, de telle sorte qu'elles
atteignent tous les points de la substance du
poumon.

La trachée-artère est formée d'un tissu fibreux,
dans l'épaisseur duquel sont contenus des
cerceaux cartilagineux très-rapprochés qui em-
pêchent ses parois de s'affaisser pendant l'expiration, et qui donnent par conséquent un libre
accès à l'air. Sur la face postérieure du conduit
les cerceaux sont interrompus, et on remarque
un certain nombre de faisceaux longitudinaux,
d'une couleur jaune, jouissant d'une grande élas-
ticité. La structure des bronches est la même que
celle de la trachée-artère ; mais, dans les ramifications bronchiques, les cerceaux cartilagineux
sont complets, ils ne sont pas interrompus à la
partie postérieure comme dans les bronches et la
trachée-artère.

Nous ne ferons que nommer les autres parties de

l'acte de la respiration, ou plutôt de la phonation.

Ces parties sont la glotte, espèce d'anche membraneuse contenue dans le larynx et située à l'extrémité supérieure de la trachée-artère;

Le larynx, conduit essentiellement formé de cartilages mobiles articulés entre eux, dont les principaux sont le cricoïde, le thyroïde et les deux aryténoïdes;

Enfin, le tuyau vocal, formé comme nous l'avons dit, par le pharynx, la bouche et les anfractuosités nasales.

Phénomènes physiologiques du poumon.

Après ce court exposé anatomique des diverses parties de l'organe pulmonaire, examinons un peu son système physiologique. D'abord, demandons-nous pourquoi cet immense développement de surface? pourquoi cette étonnante et subtile complication de structure pulmonaire?

Enfin, pourquoi cette force de cohésion et de résistance dans tout cet appareil?

Ce développement de surface, qui aurait dû

depuis longtemps fixer l'attention des pathologistes, présentait un moyen des plus positifs pour introduire dans l'économie les substances médicamenteuses; par là leur absorption était immédiate, et leur action certaine. Cet acte même se passait sans cesse sous nos yeux. Les fièvres intermittentes, la peste, le choléra et les affections miasmatiques ne sont-elles pas absorbées par le poumon?

Quant à la structure compliquée de ce grand appareil, c'est un laboratoire divin, inexplicable à nos faibles sens, qui nous permet seulement d'entrevoir les résultats de la vie que nous traduisons en disant que c'est là que s'opère la révivification du sang par l'oxygène de l'atmosphère et l'exhalation de l'excès de carbone de ce fluide, ce qui fait tout à la fois du poumon un organe assimilateur et un vaste émonctoire de l'économie.

Pourquoi cette force de cohésion et de résistance? Pour accomplir son travail perpétuel, pour le poumon jamais de repos, il commence et finit avec la vie. Pour résister le plus possible à tous les agents délétères, car le poumon vit la plupart du temps au milieu d'airs pestiférés, d'émanations putrides, qu'il communique aux organes sans en être affecté lui-même ; aussi, communique t-il l'agent septique qui cause les fièvres intermittentes, la peste, le choléra, et dans tous ces états l'autopsie ne nous laisse entrevoir aucune lésion de cet organe.

Ces trois propositions, étendue du poumon, assimilation de l'air et des médicaments dans le poumon, enfin sa force de résistance, ont été notre guide dans nos nombreuses expériences pendant trente ans, et nous ont permis de compléter une thérapeutique sûre, réelle et naturelle, thérapeutique qui, par une grande caloricité et un état diaphorétique général, semble rétablir tous les organes dans leur état normal, thérapeutique enfin qui, dans les mains des praticiens observateurs, est appelée, nous en sommes convaincu, à rendre les plus grands services.

De la Respiration.

Les anciens n'avaient pas une idée très-nette de cette importante fonction. Empédocle pensait qu'elle se faisait principalement par le nez et qu'elle était déterminée par le vide que le mouvement du sang opérait alternativement dans une partie des veines. Aristote, après avoir relevé cette erreur, annonça que l'air introduit dans les poumons servait seulement à débarrasser l'animal d'une surabondance de chaleur, et regarda comme une opinion très-absurde celle qui attribuait la production de cette chaleur à la respiration. Hippocrate, Galien, Descartes, Vanhelmont, Etvenson, Malpighi, Lister Vieusens, Bryan-Robinson, Lower, Whitt, Boerhaave, Hale, Cigna et beaucoup d'autres physiologistes, ont de même présenté sur la cause de la respiration des opinions qui ne peuvent être considérées que comme des hypothèses. Ce fut Lavoisier qui, dans les années 1776, 1777, 1785, démontra la décomposition de l'air pendant l'acte de la respiration, et cette décomposition est assimilée par lui à la combustion du charbon. Cigna et Priestley avaient déjà observé le remarquable changement de couleur qu'éprouve le sang lorsqu'il a traversé les poumons. Enfin Lavoisier et Crawford attribuèrent simultanément la chaleur animale à la décomposition de l'air dans les poumons.

La respiration consiste en deux actions distinctes : l'inspiration et l'expiration.

De l'Inspiration.

L'introduction de l'air dans l'organe pulmonaire est désignée sous le nom d'inspiration ; elle a lieu en conséquence d'une sensation spéciale, mécanisme de la respiration, et s'effectue à l'aide de certaines actions musculaires. Une fois excitée, la sensation du besoin de respirer commande et décide le jeu des puissances musculaires qui doivent agir pour agrandir la poitrine et déterminer l'air à entrer dans le poumon. Des muscles plus ou moins nombreux peuvent concourir à cette dilatation de la poitrine. L'ampliation de la poitrine se fait le plus souvent de haut en bas ; alors le diaphragme seul est chargé de l'accomplir. En se contractant, ce muscle se rapproche de la direction horizontale et agrandit ainsi le diamètre perpendiculaire de la cavité thoracique ; dans le même temps les viscères abdominaux sont refoulés en dedans et en avant par l'effet de l'inclinaison oblique en dedans de ses parties latérâles, et de l'inclinaison oblique en arrière de son centre aponévrotique et de ses piliers.

L'agrandissement du thorax peut aussi avoir lieu dans le sens de ses diamètres antéro-postérieurs et transverses. Il dépend alors du soulèvement des côtes et du sternum, mais les opinions de Haller, Hamberger, Sabatier, Magendie, diffèrent à l'égard de la manière dont s'effectue le mouvement de ces pièces osseuses. Nous n'exposerons que l'opinion de Magendie : ce savant a soutenu, dans ces derniers temps, que toutes les côtes s'élèvent à la fois, que la première est la plus mobile de toutes, que les autres le sont de moins en moins à mesure qu'elles deviennent plus inférieures, et que ces dernières paraissant se mouvoir plus que les autres, on doit en chercher la raison dans leur longueur plus considérable. Magendie ajoute que les muscles sous-claviers, les scalènes, et ceux étendus du col au sternum, soulèvent la première côte, que les autres sont soulevés par les muscles indiqués par Haller, que la contraction du diaphragme concourt aussi un peu à élever le sternum et les côtes, et que l'articulation de la pièce supérieure du sternum avec la suivante est assez mobile pour permettre à cette pièce de se porter en avant avec la partie supérieure de la poitrine.

Au moment de l'inspiration, la glotte s'ouvre d'elle-même par le jeu des muscles aryténoïdiens; de son côté la bouche s'ouvre, et le voile du palais se relève pour lui permettre de communiquer avec la glotte, ou bien la bouche demeure fermée et le voile palatin s'abaisse pour laisser un passage libre à l'air, qui s'introduit alors par l'ouverture toujours béante des narines. Enfin, l'air entre dans le poumon par le même mécanisme qu'il se précipite dans un soufflet dont on écarte les branches.

Une fois entré dans le poumon, l'air fait sur la membrane muqueuse de cet organe une impression agréable ou pénible, suivant sa qualité, mais qui n'est pas ordinairement perçue parce que l'habitude l'émousse, et qu'elle s'affaiblit d'ailleurs à mesure que l'air pénètre à une plus grande profondeur; il sollicite le poumon à agir. Quand cette action est accomplie, ou quand lui-même est impropre à la respiration, il détermine l'organe à l'expulser.

Cette expulsion de l'air porte le nom d'expiration. De même que l'acte précédent, elle est la conséquence d'une sensation particulière, et le résultat d'une action exercée tant par l'organe respiratoire que par les puissances musculaires qui l'entourent.

Action de l'air sur le poumon. — Digestion.

Les phénomènes chimiques de la respiration ne peuvent être indiqués sans dire un mot de la digestion, parce que ces deux fonctions ont entre elles les liens les plus intimes, et dépendent l'une de l'autre. Elles entretiennent la vie de l'homme et mettent son organisation en rapport avec le monde extérieur.

Le poumon, d'une part, donne accès à l'air atmosphérique et en reçoit des quantités considérables ; un homme adulte, en une inspiration, introduit dans ses poumons un tiers de litre d'air atmosphérique. De cet air, le poumon reçoit l'oxygène qui passe par endosmose des vésicules pulmonaires dans le torrent de la circulation ;

L'estomac, d'autre part, reçoit les matières solides et liquides que l'on nomme aliments qui, dans l'appareil de la digestion, éprouvent une série de modifications au moyen desquelles elles sont divisées en matières fécales qui sont rejetées, et en d'autres qui se mêlent au sang et deviennent sang elles-mêmes.

De l'action de l'oxygène sur le poumon.

L'oxygène, transporté dans tous les organes par l'acte de la respiration, se fixe sur le carbone et l'hydrogène, donne lieu à une combustion qui brûle le carbone et l'hydrogène, et les convertit en eau et en acide carbonique, deux produits que le poumon restitue à l'air atmosphérique.

Pendant bien des siècles une grande incertitude a régné dans l'explication physiologique de ces phénomènes; aujourd'hui plus de vague, plus de vains raisonnements, la lumière nous est venue, et c'est à Lavoisier et aux chimistes modernes que nous la devons en grande partie. En effet, il résulte des expériences de Lavoisier et de Séguin qu'un homme adulte absorbe par jour 1015 grammes d'oxygène. Malgré l'absorption de cette énorme quantité de gaz, on peut s'assurer qu'au bout de vingt-quatre heures, le même homme n'a pas sensiblement augmenté de poids ; et cependant il a, en outre, introduit dans son estomac une certaine quantité d'aliments.

Comment l'homme pourvoit-il à la consommation continuelle de ces deux éléments constitutifs ? Par l'alimentation ; manger, c'est faire provision de carbone et d'hydrogène ; respirer, c'est consommer ce même carbone et ce même hydrogène.

Si vous respirez beaucoup, il faudra que vous mangiez en proportion, car si vous ne restituez pas à l'organisme tout le carbone et l'hydrogène que l'oxygène aura dévorés, celui-ci ne devant sortir du corps que combiné avec ces deux éléments attaquera votre propre substance.

On voit d'après cela que les enfants, dont les organes respiratoires sont si actifs, mangent proportionnellement beaucoup plus qu'un adulte ; que l'oiseau, dont le poumon fonctionne si bien, privé de nourriture meurt le troisième jour ; et que le reptile au contraire, avec sa respiration lente et paresseuse, supporte impunément la faim pendant longtemps, et peut vivre sans nourriture trois mois et même plus.

L'état de repos et celui d'agitation et de travail présenteront encore des différences dans les mouvements respiratoires, et de même dans ces cas la quantité de nourriture variera.

La quantité d'oxygène inspirée par le poumon dépend non-seulement du nombre des inspirations, mais aussi de la température et de la densité de l'air.

Un homme adulte absorbant à $15°+0,91$ de mèt. cube d'oxygène, ce volume pèsera 1015 grammes, et le même volume absorbé dans le même temps, à la température de zéro, aura un poids de 1100 grammes.

Nous respirons toujours le même volume d'air, en été comme en hiver, aux pôles comme sous l'équateur; mais en été à 25° nous respirons, pour le même nombre de mouvements pulmonaires, 983 grammes d'oxygène; à 0° nous en prenons 1100 grammes; en Sicile, où la température est à peu près de 35°, le poids de cet oxygène est de 895 grammes; et enfin à —10° il est de 1131 grammes.

A ces diverses températures la nourriture ou la consommation du carbone doit varier : en Suède elle sera plus abondante qu'en Sicile ; dans nos régions tempérées, en hiver sensiblement 1/8 de plus qu'en été.

Quantité d'air pénétrant le poumon.

D'après les expériences d'Abilgaard, de Wurzer, de Herbst, de Bostock, etc., la quantité d'air qui pénètre le poumon s'élève, terme moyen, à 18 pouces cubes par respiration.

Le poumon, dans les conditions les plus générales, est donc traversé en une minute par plus de 300 pouces cubes d'air, ou plus de 466,000 pouces cubes en 24 heures.

L'homme, en une inspiration, introduit dans les poumons environ un tiers de litre d'air atmosphérique. L'air rejeté contient de 3 à 5 pour 100 d'acide carbonique, et dans une aspiration très-profonde on en trouve jusqu'à 6 ou 8 pour 100.

En même temps, l'air introduit a perdu de 4 à 6 pour 100 de son oxygène.

Nombre des Inspirations.

Séguin évalue le nombre des inspirations de 15 à 20 par minute; Laënnec de 11 à 15; Mensier à 14; Magendie à 15; Allen et Pépin à 19; Dalton à 20; Davy à 26; en nous fixant à 18, nous avons le terme moyen des inspirations.

Action de l'air sur le sang.

Pendant que l'acte respiratoire opère dans l'air atmosphérique les changements que nous venons d'indiquer, qu'arrive-t-il dans l'organisme? Par l'acte de la respiration, le sang veineux poussé dans le poumon abandonne sa couleur noire, absorbe l'oxygène de l'air, passe à une belle couleur vermillon, devient artériel, est renvoyé au cœur, de cet organe passe dans toutes les parties du corps, et leur donne cette belle couleur rose que l'on remarque surtout aux joues, aux lèvres, aux narines et à l'arrière-bouche. Que l'air vienne à être supprimé, aussitôt survient

4.

l'asphyxie, et alors tous les tissus, les reins, les muscles, la langue, les lèvres prennent une couleur noire, couleur que l'on remarquera encore, si, au lieu d'air, vous introduisez dans le poumon d'un animal du gaz azote, de l'hydrogène, de l'hydrogène carboné, de l'oxygène de carbone, de l'acide carbonique, du deutoxyde d'azote; de l'hydrogène sulfuré : dans ces cas la mort sera prompte, et tout le sang sera noir. Ainsi les phénomènes qui ont lieu pendant la respiration, tant dans l'air lui-même qu'au sein de l'organisme, sont les suivants : oxygène absorbé, acide carbonique exhalé, sang noir veineux changé en sang rouge artériel ; et ces deux modifications se passent dans un même organe, dans lequel, par sa structure particulière, l'air atmosphérique, qui abandonne de son oxygène, et le sang veineux, qui devient rouge, se trouvent presque en contact ou séparés par une membrane extrêmement mince.

Ces modifications de l'air et du sang, non-seulement s'opèrent dans le corps vivant, mais encore sur le sang tiré de la veine : ce sang coagulé est rouge à sa surface, mais intérieurement il est noir.

Mis en contact avec l'oxygène, il prend une couleur vermillon. Il est prouvé par plusieurs expériences, que le changement de la couleur du sang de noir en rouge, qui accompagne constamment l'introduction de l'oxygène dans les vésicules aériennes de l'animal vivant dans des circonstances identiques à celles-là, est un phénomène entièrement de nature physico-chimique, consistant dans l'action de l'oxigène sur un liquide qui prend naissance dans l'organisme vivant.

La nature de ce changement est très-importante, surtout si on considère les belles recherches de Magnus sur le sang.

Magnus a prouvé qu'en recueillant du sang veineux sortant de la veine d'un animal vivant, dans un récipient contenant du gaz hydrogène pur, et qu'en l'y agitant on y trouve une certaine quantité d'acide carbonique. Au lieu d'hydrogène on peut se servir du gaz azote : ces gaz par leur contact avec le sang produisent un dégagement d'acide carbonique. Si on répète l'expérience avec du sang artériel, on obtient un dégagement d'acide carbonique dont la quantité est plus que double de celle du sang veineux. On peut facilement faire cette expérience, en recevant ce sang sous le vide du baromètre ; ce serait un bon moyen de recueillir les gaz du sang.

Je n'indique ici des expériences de Magnus que les moyennes de ses chiffres, et en les réduisant aux quantités pour 100 de sang, on trouve :

$$
\left.\text{Pour 100 de sang artériel.}\right\} \quad 10,4276 \text{ de gaz} \quad \left\{\begin{array}{l} 6,4967 \text{ acide carbonique.} \\ 2,1178 \text{ oxigène.} \\ 1,5131 \text{ azote.} \end{array}\right.
$$

$$
\left.\text{Pour 100 de sang veineux.}\right\} \quad 7,6825 \text{ de gaz} \quad \left\{\begin{array}{l} 5,5041 \text{ acide carbonique.} \\ 1,1703 \text{ oxigène.} \\ 1,0081 \text{ azote.} \end{array}\right.
$$

Les conséquences suivantes n'en sont pas moins du plus grand intérêt pour la théorie de la respiration :

1° Il existe dans le sang artériel une quantité de gaz plus considérable que dans le sang veineux ;

2° La quantité d'oxygène trouvée dans le sang artériel est double de celle qui existe dans le sang veineux ;

3° Le rapport entre l'oxygène et l'acide carbonique est de 1/3 et presque de 1/2 dans le sang artériel, tandis qu'il n'est que de 1/4 et même de 1/5 dans le sang veineux.

On pourrait donc entrevoir que la fonction respiratoire est un phénomène physico-chimique; que les gaz dissous dans le sang veineux et le sang artériel sont mis en liberté par l'absorption d'autres gaz; qu'une portion de l'acide carbonique du sang veineux est exhalée par l'absorption qu'opère ce sang du gaz oxygène de l'atmosphère; que ce n'est pas dans les poumons, du moins pour la plus grande portion, que se forme l'acide carbonique expiré; que ce gaz existe dissous dans le sang veineux, et qu'il est mis en liberté pendant l'acte de la respiration, en présence de l'oxygène qui s'introduit à sa place, de la même manière qu'il l'est par l'azote ou l'hydrogène dans la respiration artificielle de ce gaz; enfin que, des expériences de Magnus, il résulte qu'il existe dans les cinq livres du sang qui traverse le poumon en une minute une quantité d'acide carbonique dissous qui surpasse presque du double celle qui s'exhale dans le même temps.

Composition du sang.

Après avoir indiqué la transformation du sang veineux en sang artériel, examinons dans ses particularités cette modification du sang. Ce sang qui détermine l'accroissement du corps, le développement de ses organes, et la reproduction de l'espèce, présente deux parties essentielles à considérer : l'une, le caillot ou cruor, qui s'en sépare dès qu'il est soustrait à la circulation ; en effet il se coagule par le repos ; l'autre, une partie liquide, jaunâtre, qui porte le nom de sérum.

Le sang contient deux principes essentiels : la fibrine, tout à fait analogue à la fibre musculaire, et l'albumine, identique à l'albumine de l'œuf ; ces deux corps renferment en tout sept éléments chimiques, parmi lesquels on remarque l'azote, le phosphore, le soufre et la chaux.

Dans le sérum on trouve en dissolution du sel marin, et d'autres sels à base de potasse et de soude et formés par l'acide carbonique, l'acide phosphorique et l'acide sulfurique.

Il contient encore une forte quantité d'eau

dans laquelle nagent en suspension un grand nombre de globules de couleur rouge d'une forme déterminée, d'un diamètre plus ou moins grand, suivant les divers animaux, et analogues à une espèce de vésicule dont l'involucre coloré est soluble dans l'acide acétique.

Ces globules sanguins contiennent de la fibrine et de l'albumine, ainsi qu'une matière colorante rouge dans laquelle il entre toujours du fer comme partie constituante. Enfin, outre ces corps, le sang renferme encore quelques corps gras en petite quantité et qui diffèrent des graisses ordinaires par plusieurs propriétés.

En quoi consiste chimiquement le changement de couleur des globules sanguins? A cet égard, la science est tout à fait dans l'obscurité. La grande quantité de fer (5 ou 6 pour 100) qui existe constamment dans les globules sanguins, et qui ne se trouve dans cette proportion dans aucune autre substance animale, a toujours donné lieu de penser que ce métal, tantôt à l'état de protoxyde, tantôt à l'état de carbonate, pouvait ne pas être étranger au changement de couleur du sang. Dans le fait, l'oxygène chasse l'acide carbonique du carbonate de fer, et, à son tour, l'acide carbonique peut remplacer l'oxygène du peroxyde, suivant les quantités relatives de l'oxygène et de l'acide carbonique qui se trouvent en présence pour agir sur le fer oxydé.

D'après ces expériences, M. Liébig établit une théorie de la respiration qu'il résume ainsi : « Les globules du sang artériel, en traversant les capillaires, cèdent de l'oxygène à certains principes de l'organisme : une petite portion de cet oxygène sert à déterminer la métamorphose des tissus, à provoquer l'évacuation de certaines parties de l'organisme, et intervient dans la formation des sécrétions ; la plus grande partie de cet oxygène est employée à brûler les substances qui ont quitté l'état de vie.

« Pendant qu'ils cheminent vers le cœur, les globules, qui ont cédé leur oxygène, se combinent avec l'acide carbonique, pour former du sang veineux, et l'échange de ce gaz se fait de nouveau dans les poumons. La combinaison ferrugineuse et organique du sang veineux y reprend alors l'oxygène qu'elle avait lâché, et cette réabsorption de l'oxygène entraîne l'élimination de tout l'acide carbonique combiné avec lui.

« Toutes les matières contenues dans le sang veineux et offrant de l'affinité pour l'oxygène se transforment dans le poumon, de même que les globules du sang en combinaisons plus oxygénées : il en résulte une certaine quantité d'acide carbonique dont une portion reste toujours en dissolution dans le sérum.

« La quantité de l'acide carbonique dissous dans le sang (ou uni à la soude) doit être la même dans les deux espèces de sang, puisque toutes deux présentent une température égale; mais le sang artériel, abandonné à lui-même, renferme, au bout de quelque temps, plus d'acide carbonique que le sang veineux, puisque, dans le premier, l'oxygène qu'il a absorbé sert alors à produire de l'acide carbonique.

« Il s'opère donc dans l'économie animale deux travaux d'oxydation : l'un, qui a son siége dans le poumon et y maintient une température constante, malgré le refroidissement et l'évaporation extrême auxquels cet organe est sujet; l'autre qui entretient la chaleur dans le reste de l'organisme.

« Un homme qui exhale par jour 434 grammes de

carbone, sous forme d'acide carbonique, consom-
mera dans 24 heures 1156 grammes d'oxygène,
occupant un espace de 807 litres. Si l'on admet
18 inspirations par minute, cela fera dans 24
heures 25920 inspirations, et pour chacune d'elles
$\frac{807}{25920} = 0,031$ de litre d'oxygène absorbé par le
sang. Chaque minute, $18 \times 0^l,031 = 0^l,558$ d'oxygène se fixent sur les principes du sang : cette
quantité de gaz pèse environ 802 milligrammes.

« Or admettons, en outre, que 5 kilogrammes
de sang traversent le poumon par minute, et occupent un espace de 5 litres ; chaque centilitre d'oxygène se combinera sensiblement avec 9 centilitres
de sang.

«Suivant les expériences de MM. Denis, Richard-
son, Massé, 10,000 parties de sang renferment
8 parties d'oxyde de fer ; 5 kilogrammes de sang
contiendront, à l'état artériel, 4117 milligrammes
de peroxyde de fer, et, à l'état veineux, 3689 milligrammes de protoxyde de fer.

«Si le fer est véritablement contenu sous forme
de protoxyde dans le sang veineux, et sous celle
de peroxyde dans le sang artériel, 3689 milli-

grammes de protoxyde, en traversant le poumon, absorberont dans une minute, 428 milligrammes d'oxygène ; or, comme 8 kilogrammes de sang absorbent pendant ce temps 802 milligrammes d'oxygène, ceux-ci en fourniront, par conséquent, aux autres parties du sang 802 — 428 = 374 milligrammes.

« 3689 milligrammes de protoxyde de fer se combinent avec 2328 milligrammes d'acide carbonique occupant 1 volume de 1,15 litre. Il est donc évident que la portion de fer contenue dans le sang suffit, si on l'envisage comme y étant à l'état de protoxyde, pour devenir le mobile du double de la quantité d'acide carbonique qui peut en général s'engendrer par l'oxygène absorbé dans la respiration. »

De la Nutrition.

C'est encore dans l'acte de la respiration qu'en physiologie l'on peut en quelque sorte comprendre la nutrition.

La préhension des aliments est donc la première condition de la vie ; mais une autre condition non moins importante, c'est l'absorption non interrompue de l'oxygène atmosphérique.

Ensuite le sang chassé des cavités droites du cœur pénètre dans l'artère pulmonaire dont il parcourt toutes les ramifications ; repris par les veines pulmonaires, le sang est amené par elles à l'oreillette gauche d'où il passe par le même mécanisme dans le ventricule correspondant, puis dans l'aorte qui le distribue à toutes les artères ; dans ces vaisseaux artériels, le sang conserve sa couleur rouge, jusqu'aux dernières ramifications capillaires ; arrivé aux capillaires, il traverse tous les tissus, perd sa couleur rouge et retourne par les vaisseaux veineux au cœur pour repasser encore dans le poumon, et ainsi de suite jusqu'à la fin de l'existence. C'est dans ce passage du sang artériel dans les capillaires que l'on dit qu'a lieu la nutrition. C'est dans cet acte que toutes les portions des tissus animaux se renouvellent et se transforment sans cesse, et que ces phénomènes varient d'intensité, et sont proportionnels aux divers degrés d'activité du système capillaire propre des divers tissus.

De la Chaleur animale.

L'acte de la respiration nous offre encore la plus grande source de chaleur animale. Elle se trouve dans les réactions chimiques et physiologiques de la respiration opérées dans les capillaires, dans les transformations des tissus, et surtout dans la combinaison de l'oxygène avec le carbone.

Ce dégagement de chaleur dans le corps des animaux est, partout et dans toutes les circonstances, la conséquence de la combinaison d'une substance combustible avec l'oxygène.

Le nombre des degrés de chaleur devenus libres dans le corps des animaux doit diminuer ou augmenter suivant la quantité d'oxygène qui y arrive, dans des temps égaux, par l'effet de l'acte respiratoire : les enfants, dont la température est de 39°, absorbent plus d'oxygène que les adultes, chez qui elle est de 37°,5 ; les oiseaux, dans le corps desquels le thermomètre marque 40° ou 41°, en absorbent plus que les quadrupèdes, dont la température propre est de 37° ou 38° ; ils en prennent aussi plus que les poissons et les amphibies, dont la température propre est de 1° 1/2 ou de 2° plus élevée que celle du milieu ambiant.

La température de l'homme ainsi que de tous les animaux à sang chaud reste la même dans tous les climats, dans la zone tempérée comme sous l'équateur ou aux pôles, malgré l'extrême différence des milieux où ils vivent.

Le carbone et l'hydrogène brûlés dans l'économie dégagent la plus grande quantité de chaleur.

Des expériences de M. Despretz il résulte qu'un gramme de carbone développe par sa combustion autant de chaleur qu'il en faut pour porter 105 grammes d'eau à 75°, ainsi en tout 105 fois 75°, c'est-à-dire 7875° de chaleur. Les 435 grammes de carbone qui se transforment par jour en acide carbonique dans le corps d'un homme adulte, développent par conséquent 435 fois 7875, c'est-à-dire 3,425,625° de chaleur. Or, avec cette quantité de chaleur, on peut élever à la même température un gramme d'eau, ou bien porter à l'ébullition 34,2 kilogrammes d'eau, ou bien en chauffer à 7° 92,5 kilogrammes, ou enfin réduire en vapeur 6 kilogrammes d'eau à 37°.

Le corps de l'homme exhale par la peau et le poumon, dans l'espace de 24 heures, 1500 grammes de vapeur aqueuse; la quantité de chaleur nécessaire à la vaporisation de cette eau étant déduite du nombre précédent, il reste encore 162,093° de chaleur que le corps perd par le rayonnement, par l'échauffement de l'air exhalé par les fèces et par l'urine.

D'après ces résultats, il sera facile de calculer les quantités de chaleur dégagée, sachant qu'un homme adulte absorbe en un jour environ 1015 grammes d'oxygène, et ensuite que les observations de Dumas, d'Andral et de Gavarret, et celles plus récentes de Scharling, donnent pour résultat, en terme moyen, que l'homme exhale en un jour 224 grammes de carbone à l'état d'acide carbonique; que les hommes en exhalent plus que les femmes, et les enfants plus que les hommes; enfin qu'ils en exhalent plus la veille que dans le sommeil. Un cheval rejette, à l'état d'acide carbonique, 2465 grammes de carbone, consumant à cet effet 6504 grammes d'oxygène; une vache laitière exhale 2212 grammes de carbone, en employant 5833 grammes d'oxygène. Les quantités d'aliments sont donc nécessairement en rapport avec celles de l'oxygène respiré et de l'acide carbonique exhalé.

Toutes ces théories puisées en partie dans l'ouvrage de Liébig et dans celui de Matteuci, attribuant à la combustion de l'hydrogène et du carbone du sang le grand phénomène de la respiration, réduisent le poumon à jouer le rôle passif d'un simple récipient dans lequel s'opèrent ces diverses combinaisons. Quant à nous, nous déclarons ne pouvoir admettre cette passivité du poumon, ni reconnaître que les phénomènes de l'hématose soient un résultat physico-chimique; ces phénomènes sont tout organiques, tous vitaux, et par cela même couverts pour nous d'un mystère profond, puisqu'ils ne tombent sous aucun de nos sens, et qu'il ne nous est pas possible d'en saisir l'essence.

Ajoutons encore qu'il est impossible que dans ce grand acte de la respiration il ne se produise pas un grand nombre de phénomènes électriques; que ce n'est pas sans motif que la trachée-artère et le tuyau vocal présentent des anfractuosités ; que l'air, en les parcourant, doit s'échauffer et dégager de l'électricité, deux agents qui doivent concourir à la sanguification. J'ai même fait à ce sujet un grand nombre d'expériences, mais, je dois l'avouer, sans résultat.

Nous avons exposé les principaux résultats de la respiration, parce qu'ils serviront à faire comprendre l'importance de notre méthode; il nous reste encore à présenter quelques considérations sur les phénomènes organiques.

Phénomènes organiques.

Les corps vivants ont les propriétés générales de tous les corps de la nature; ces propriétés interviennent dans la production des phénomènes qui leur sont propres.

Les grands agents physiques : calorique, lumière, électricité, attraction moléculaire, agissent sur les corps vivants comme sur tous les corps de la nature, et interviennent nécessairement dans la production des fonctions propres à ces corps.

Les forces, en s'exerçant sur la matière organique, modifient quelquefois leur mode général d'agir, et cette différence est due à la diversité de structure et de composition chimique des corps organisés.

Disons qu'il y a dans les corps vivants des phénomènes que nous appelons vitaux; qu'ils sont nombreux et très-importants; qu'ils doivent constituer une science qui a pour objet les phénomènes physico-chimiques des corps vivants. La matière vivante est étendue, impénétrable, divisible et poreuse pendant la vie; il y a lutte continuelle entre les forces physiques et les forces vitales; il y a mort quand les premières l'emportent sur les secondes, et santé lorsqu'il existe équilibre entre ces deux espèces de forces.

Partout où il y a vie, la matière est liée à une force secrète que l'on appelle généralement force vitale ou vitalité. Cette force, qui anime les corps organiques, n'est connue nulle part ailleurs que dans ces corps, elle ne se manifeste que dans les combinaisons organiques qui lui donnent naissance, et jamais les éléments fondamentaux ne produisent de toutes pièces aucune parcelle de matière organique, lorsqu'ils viennent par hasard à se rencontrer.

La matière, transformée en organes, est l'instrument dont se sert la vitalité pour produire des phénomènes dont l'ensemble constitue la vie. *Celle-ci est donc* le résultat de l'union de la vitalité avec la matière organisée, union que l'on peut appeler aussi organisme vivant.

Dès que les actes qui constituent la vie s'exécutent, on les voit se circonscrire dans de certaines limites qui ont pour but la conservation de l'individu. L'organisme, sous l'influence de la force vitale, assimile, en les décomposant dans sa propre substance, les matières nutritives qu'il puise dans la nature, et repousse de son sein le résidu de cette assimilation. Il livre un combat perpétuel aux forces extérieures, qui tendent sans cesse à le détruire et à le soumettre à leurs lois. Pourvu de cette foule d'organes, qui, bien que différents, concourent au même but, on le voit soutenir avec avantage cette lutte de tous les instants. C'est ainsi que la surface, qui est le plus spécialement destinée à recevoir le contact des corps qui nous environnent, la peau, est abondamment pourvue de nerfs qui transmettent les impressions de cet agent aux centres nerveux, et éveillent les instincts conservateurs.

Quelques fonctions, la respiratoire par exemple, sont d'une telle importance, que leur interruption momentanée amènerait de grands troubles dans l'organisme, et même la cessation de la vie. Ces fonctions ont lieu à notre insu ; la nature prévoyante n'a pas voulu nous confier le soin de leur accomplissement.

Pour que l'économie ne soit pas altérée, les organes et leurs fonctions doivent rester dans un commun accord : l'harmonie parfaite de cet ensemble constitue la santé.

L'idée de la maladie vient ainsi se formuler d'elle-même. Elle sera l'expression des dérangements de l'équilibre, d'où résulte la santé.

Mais la vie ne reste pas indifférente au péril qui la menace. La première condition de l'organisation vivante étant de résister à toutes les causes de destruction, cette activité conservatrice sera proportionnée au danger. Plus il sera grand, plus elle sera puissante. Partielle dans les affections bornées et peu intenses (les inflammations locales et légères par exemple), elle devient générale lorsque l'économie entière est menacée, comme dans les fièvres inflammatoires, ou lorsqu'un organe important est sérieusement compromis. De là résultent les idées de maladies locales et générales.

Les désordres qu'elles produisent sont variés, et leur nature, dans ses efforts, peut se montrer sous trois aspects différents :

1º La cause morbigène excite l'ensemble des fonctions d'une manière trop énergique (c'est ce qui arrive dans les maladies aiguës en général); elle produit une exaltation incompatible avec la vie qui finit par s'éteindre, si cette exaltation persiste trop longtemps ;

2º Ou bien il résulte de l'action de cette cause productrice de la maladie une dépression, un affaiblissement de la vitalité, tels que l'existence épuisée succombe (comme dans le scorbut);

3º L'équilibre fonctionnel est rompu, et il peut l'être plus ou moins, selon que le désordre qui résulte de ce défaut d'harmonie s'élève ou s'abaisse plus que ne le comporte l'état normal ; de là des irrégularités dans les fonctions, irrégularités contraires au but de la conservation (tels sont les troubles qu'occasionne une énervation déréglée).

La mort, cet anéantissement des fonctions vitales, est, comme la maladie, locale ou générale. Elle peut naître d'une double source : tantôt, frappé par un agent délétère trop puissant (un poison violent par exemple), l'organisme ne peut soutenir ce choc, et la vie est brisée, soit dans quelques-uns de ses instruments, soit dans tous, selon que l'action de l'agent délétère s'est limitée ou qu'elle s'est étendue à l'économie tout entière. D'autres fois, les organes manquent de matériaux nutritifs nécessaires à leur conservation, et cette privation entraîne une mort générale ou partielle, suivant que tous les organes y participent (comme dans une abstinence complète), ou qu'une seule partie s'y trouve soumise (un membre, par exemple, dont les vaisseaux sont liés). Quelle que soit, du reste, la cause de la mort, dès que l'influence vitale, en abandonnant la matière, ne la soustrait plus aux lois physiques, elle rentre aussitôt sous le domaine de ces lois, et la décomposition s'en empare.

Pour compléter le tableau de l'action médicale de la nature, examinons les moyens dont elle se sert pour arriver à son but.

Les moyens que la nature emploie sont aussi variables que l'influence morbifique, et se modifieront, selon que cette influence agira sur tel ou tel organe, sur une partie ou sur la totalité de l'organisme. On pourra donc distinguer des effets médicateurs locaux ou généraux. Si nous examinons ce qui a lieu dans le début des maladies aiguës en général, nous verrons, après l'action plus ou moins longue de la cause morbifique, une diminution momentanée de l'énergie vitale, le corps saisi d'une horripilation générale, sa surface pâlir, se refroidir, les yeux perdant de leur éclat, les traits se contractant, le volume des parties diminuant au point que des habits, jusqu'alors étroits, paraissent élargis, que des bagues trop serrées tombent des doigts ; le pouls petit, accéléré, sans force, et la vie presque éteinte.

Mais cette concentration de la vitalité ne peut durer longtemps sans être suivie d'une réaction bienfaisante, d'où résulte un état opposé au précédent. Le pouls reprend de la force et de la plénitude, l'œil s'anime, la peau s'échauffe de plus en plus, et la chaleur, par son augmentation, amène une sueur d'où résulte une détente universelle.

Ces phénomènes de réaction, dont le début signale la lutte du principe conservateur avec celui qui tend à le détruire, décident quel est celui des deux qui doit triompher. Le premier ne l'emportera sur le second qu'autant que la somme des forces vitales qui produisent la réaction est suffisante pour faire cesser les changements morbides et en éliminer les produits.

Cette élimination, que l'on appelle crise, peut se faire par l'urine, par les flux intestinaux, les écoulements sanguins, et le plus souvent par les sueurs.

Si la nature peut, en bien des circonstances, modifier ou faire cesser des états morbides, pourquoi ne pas chercher à l'imiter dans les traitements, et ne pas mettre en jeu les agents naturels auxquels elle a recours? Nous pensons que, si on avait suivi cette route, et que l'on eût examiné avec soin l'action des divers médicaments sur l'homme sain, on aurait pu reconnaître que la plupart peuvent déterminer des états morbides sur l'homme sain, et que, par contre, ces médicaments pathogéniques étaient capables de combattre des états morbides semblables sur l'homme malade.

Méthode des inspirations pulmonaires.

Tous nos efforts furent donc employés dès le commencement de nos épreuves sur cette matière, en 1812, à protéger cette force vitale, à expulser les agents délétères, enfin à déterminer des crises salutaires, comme nous le prouverons par les observations suivantes.

Notre système, auquel nous avons donné le nom de méthode des *Inspirations pulmonaires*[1], repose donc sur le vitalisme ; nous considérons les affections aiguës, simples et sans diathèse, comme des changements d'équilibre très-faciles par conséquent à rétablir, les affections chroniques comme provenant de miasmes et de diathèses psoriques ou syphilitiques.

Nous ne dirons rien sur notre théorie qui repose entièrement sur les phénomènes électriques, sur

[1] J'ai adopté cette expression, parce qu'elle désigne assez bien cette sorte de médication interne, réservant le mot fumigation pour indiquer la fumigation externe ou les fumigations qui doivent être dirigées vers les parties externes du corps ; on pourrait encore, comme l'a fait M. le docteur Martin Solon, admettre le nom d'atmiatrie pulmonaire.

6.

l'exosmose et l'endosmose ; ces phénomènes né-
cessiteraient des explications trop étendues pour
cette simple notice. Nous nous contenterons de
dire, avec le docteur Turck, que l'existence de
l'électricité dans les animaux a été prouvée par un
grand nombre de savants et par ses propres expériences constatées dans son *Traité de la Goutte;*
que les sécrétions, soit acides soit alcalines,
l'absorption, la nutrition elle-même ne peuvent
exister qu'au moyen d'une influence électrique,
et qu'il est impossible que cette influence s'exé-
cute sans qu'il y ait dégagement d'électricité
positive ou négative, selon la nature de la fonction ; que les sécréteurs acides (les reins et la peau
externe) sont doués de l'électricité négative, et
que les sécréteurs alcalins (les organes internes, le
poumon, le foie, l'estomac, etc.) sont au contraire
animés par l'électricité positive ; que le sang qui
est apporté aux organes pour les besoins de leur
existence, pénétrant par les vaisseaux capillaires,
imbibe facilement les tissus au travers desquels
ces vaisseaux sont creusés, et forme cette pile vol-
taïque humaine, qui, par ses sécrétions et ses ex-
crétions, constitue le règne animal.

Pour nous résumer, notre méthode consiste :

1o A faire agir simultanément l'air atmosphérique, l'eau, la chaleur, l'électricité et quelques agents médicamenteux sur toute l'organisation animale, en portant ces divers agents dans la circulation générale par la voie de la respiration;

2o A rétablir l'équilibre entre la surface cutanée et la surface muqueuse, ou entre la peau externe et la peau interne, ces facteurs si puissants de la santé comme de la maladie, au moyen d'une dérivation proportionnée à l'état morbide, et d'une transpiration plus ou moins abondante;

3o A déterminer ou régulariser la sécrétion urinaire, dont les produits ne peuvent, sans danger pour la santé et pour la vie, être reportés dans le torrent circulatoire;

4o A faire concourir les forces digestives et les forces locomotrices au traitement des diverses maladies;

5o A n'avoir recours à aucune émission sanguine et traiter presque toutes les maladies par les voies aériennes.

Voici les développements de ces cinq principes généraux :

1º Faire agir simultanément l'air atmosphérique, l'eau, la chaleur, l'électricité sur l'organisation animale, par la voie de la respiration.

L'*air atmosphérique* n'éprouve aucune altération ni aucune décomposition, il arrive pur et un peu dilaté par la chaleur dans le poumon, et produit les divers phénomènes que nous avons indiqués précédemment.

L'*eau*. La quantité d'eau évaporée dans les poumons a été indiquée à la description de l'appareil (diamètre des vases).

La *chaleur animale*. Les anciens médecins et les premiers philosophes confondaient les idées de vie et de chaleur : pour eux la vie était la chaleur; ils ne la regardaient pas comme due à des combustions et à des saturations chimiques, ils la voyaient réglée, constante et invariable, et toujours en harmonie avec les besoins de l'être et sa conservation, et aussi pour eux l'idée de froid rendait l'idée de mort.

D'après ce principe, les lésions de calorification en plus ou en moins, telles que les fièvres étaient des phénomènes de même ordre que les lésions vitales (Hippocrate appelle la fièvre le feu, et les fiévreux des êtres brûlés par le feu).

Si la chaleur animale se lie si immédiatement à la vie, les inspirations pulmonaires sont de quelque importance, puisqu'elles peuvent lutter avec grand avantage contre ces lésions de calorification, lésions que l'on rencontre presque toujours dans les grandes affections, et surtout chez les malades qui ont résisté à de fortes attaques de choléra asiatique et ont conservé une faiblesse générale et un état fébrile et languissant qui ont fait croire à un grand nombre de médecins que cette altération profonde était d'autant plus grave qu'elle était hors des ressources de la thérapeutique : deux ou trois séances, quelquefois une seule avec application de ventouses sur toute la surface du corps, inspiration chlorurée à 50° Réaumur, et pédiluve alcalin pendant deux heures, ont suffi pour rétablir l'équilibre et ramener la santé.

On peut, jusqu'à un certain point, comprendre comment on peut obtenir un résultat si extraordinaire, puisque pendant deux heures le malade, en inspirant à 50°, peut absorber 150 grammes d'eau liquide, qui, réduite en vapeur, occupe 1700 fois son volume, et doit déposer dans l'économie une grande quantité de chaleur et d'électricité.

Par la médecine ordinaire, on ne peut échauffer ni les malades dans un état grave, ni les chlorotiques, ni ces grandes affections dites chroniques, et au moyen des inspirations, ce résultat est obtenu après quelques séances.

Température. C'est ici réellement la précaution la plus importante de ce traitement; aussi, doit-on observer fidèlement la température nécessaire à chaque malade et à chaque affection. Il faut beaucoup de soins, de surveillance à cet égard, et une observation attentive pendant tout le temps de l'inspiration. L'inspiration, en général, peut être commencée à la température de 40° Réaumur, et amenée graduellement à 48, 50, 53, 55, 58, 60° Réaumur. Il faut éviter de porter l'inspiration jusqu'au pincement du bout de la langue, car, à ce degré, elle brûle et elle continuerait de brûler même profondément sans que le malade pût s'en douter. Pendant l'inspiration, il faut savoir ce qui arrive au malade, et l'interroger fréquemment. Une observation générale, c'est que les femmes inspirent à une température beaucoup plus élevée que les hommes. Nous avons cru d'abord que cela était dû à ce qu'elles inspiraient, en un temps donné, moins d'air et d'eau que les hommes; mais, en comparant l'inspiration de femmes fortes, nous avons pu nous convaincre qu'elles pouvaient toujours inspirer 5 à 6° plus haut. Les enfants, même les plus jeunes, peuvent inspirer à une assez haute température. Ainsi, nous avons traité des enfants pour la coqueluche : leur inspiration était portée à 46° Réaumur. Dans les inflammations très-vives de la bouche, des amygdales surtout, du voile du palais, du pharynx, dans les otites, dans l'inflammation des bronches et du poumon, nous avons toujours observé qu'il fallait faire inspirer à des températures très-élevées; ainsi, à la température de 40 à 50°, les malades se plaignent d'un sentiment de froid. Il faut commencer à 50, 55° Réaumur. Dans tous les accès d'asthme, dans les maladies du cœur, dans l'emphysème du poumon, dans la pleurésie, dans la pneumonie, enfin dans toutes les affections pulmonaires qui présentent de la

dyspnée, il faut toujours avoir soin de commencer l'inspiration à 52, 55° ; il faut même prendre
la précaution d'inspirer par le tube avant le malade, afin d'échauffer ce tube. Cette précaution
sera indispensable toutes les fois qu'il y aura toux
incessante ; sans elle, vous exciterez la toux, et le
malade refusera ce moyen. Autre observation qui
nous a bien surpris, c'est que, dans les hémoptysies
abondantes, une température de 45 à 48° paraît
froide, et qu'il faut, dans ces affections, commencer à 56°. Si vous faites inspirer à une température
basse, vous sollicitez le crachement de sang, que
vous arrêtez en portant la température plus haut.
Chez les cholériques cyanosés et algides presque
anéantis, nous commencions les inspirations à
65° Réaumur, et ces malades, que l'on regardait
comme morts, inspiraient si fort à cette température, qu'il serait impossible à l'homme le plus
robuste et en excellente santé de produire de telles
inspirations. Quand, au bout de huit à dix minutes,
ils se plaignaient de la chaleur, nous avions l'es-
poir de les sauver, et alors nous descendions successivement jusqu'à 55°, et, à cette température,
nous les faisions inspirer pendant une heure et

demie. Dans les maladies scrofuleuses, dans les affections des membranes séreuses, dans l'ascite, dans l'anasarque des femmes en couche, que nous avons eu souvent occasion de traiter à la Maternité, nous avons observé qu'on peut facilement élever la température jusqu'à 58°, et prolonger à cette température les inspirations une heure et demie et deux heures [1].

L'électricité. Il est hors de doute que l'air atmosphérique, en passant à travers un liquide chauffé à 50°, et ballotté sans cesse contre des parois vitreuses, doit donner naissance à une grande quantité d'électricité ; si à cette action on

[1] Je puis citer l'exemple d'une malade qui avait une maladie de cœur très-grave en apparence, mais dont les symptômes étaient plus nerveux qu'organiques, et, qui, à la suite d'une couche double, fut atteinte d'une anasarque effrayante. Cette malade se trouva si bien de son inspiration, qu'elle me supplia de la laisser continuer : elle l'a faite trois heures et demie de suite, et, après cette inspiration, toute la sérosité s'écoula par le vagin dans son lit et sous son lit. Le liquide recueilli sur le carreau emplissait les deux tiers d'un seau. Cette femme sortit de l'hôpital parfaitement rétablie. Pendant deux ans elle fut prise, à cinq fois différentes, de palpitations violentes, de tuméfaction de l'hypogastre, et, à la suite des inspirations, elle se débarrassa de son liquide par le vagin.

7

ajouté la quantité de vapeur d'eau obtenue pendant cette opération, on augmentera beaucoup la dose d'électricité.

Agents médicamenteux. Nous avons déjà annoncé que ces agents étaient choisis d'après la loi des semblables : *Similia similibus curantur*.

2° Rétablir l'équilibre entre la surface cutanée et la surface muqueuse au moyen d'une dérivation proportionnée à l'état morbide, et d'une transpiration plus ou moins abondante.

Cette proposition embrasse presque toute la physiologie et toute la pathologie médicales; nous ne pouvons donc la traiter que très-brièvement et au point de vue de notre méthode thérapeutique.

Posons quelques principes :

La plupart, sinon toutes les maladies, présentent soit à la peau interne, ou la surface muqueuse, soit à la peau externe, ou la surface cutanée, des signes très-variables; tantôt de la pâleur, de l'affaissement et de la sécheresse, tantôt une teinte brunâtre, un aspect terreux; tantôt chaude et halitueuse, tantôt chaude et sèche, quelquefois chaude et humide, froide et poisseuse : la peau offre aussi des altérations dans sa texture, une coloration diverse, des taches, des pustules, des boutons, etc. La muqueuse présente aussi beaucoup de variétés. Tous ces signes qui ont guidé les pathologistes dans le diagnostic de diverses maladies, nous ont beaucoup éclairé dans la recherche de ces sortes d'affections, qui presque toutes sont dues à des altérations du sang, ayant pour cause les virus de la gale ou de la syphilis ou de maladies provenant de miasmes particuliers, telles que la rougeole, la scarlatine, la petite vérole, le choléra.

La peau organe de sensation, celui du toucher, soit passif, soit actif, qui est d'autant plus délicat que les papilles sont moins couvertes et plus développées, nous offre le sécréteur acide le plus remarquable; elle est pourvue d'un immense réseau nerveux, qui peut être excité utilement par divers modificateurs, et permet par cette même excitation de réagir critiquement, et de débarrasser l'économie, en donnant naissance à des sueurs plus ou moins abondantes.

Si maintenant nous examinons les muqueuses, nous dirons qu'au moyen de l'action exercée sur la muqueuse du poumon par les inspirations, nous arrivons à des résultats tellement immenses de sueurs, d'urines, et d'évacuations alvines, que les maladies peuvent être jugées très-rapidement. Exemple : pleurites, pneumonites, rhumatismes aigus, sans virus, en une ou deux séances. Ce n'est pas tout, la réaction obtenue sur la peau externe, dans le traitement de ces grandes cachexies viscérales, presque toutes de nature syphilitique, nous a permis de guérir les diverses affections des sens, qui presque toutes sont sympathiques aux affections du tube digestif. C'est ainsi que nous avons guéri sans récidive, des ophthalmies purulentes, des ophthalmies scrofuleuses, des prétendues paralysies du nerf optique, des cataractes capsulaires, des kératites ulcéreuses.

Lorsqu'on voudra s'assurer par soi-même du résultat de nos opérations, on se convaincra de l'importance de cette méthode ; on jugera que par elle la plupart des malades atteints d'états aigus ne séjourneront pas plus d'une matinée dans les hôpitaux, qu'au lieu d'envoyer les incurables à Bicêtre ou à la Salpêtrière, on pourra les guérir et les renvoyer à leurs travaux, et dans leur famille. Après de tels résultats que penser de la thérapeutique allopathique? Que ses ressources sont éphémères et bien souvent nuisibles.

En raison de cette grande sensibilité de la peau, de tous les organes du corps humain celui qui est le plus abondamment pourvu de nerfs, et en raison de cette énorme action sur la peau interne, on peut bien comprendre que notre science médicale repose sur la peau, soit externe, ou interne; que parmi les modificateurs de ces deux surfaces nous avons dû choisir ceux qui présentaient l'action la plus forte sur ces organes.

Nous nous servons, en effet, de l'eau froide, de l'eau chaude, de frictions ammoniacales, de bains de pieds, mais de tous les moyens, le plus puissant est la ventouse sèche sur toute la surface du corps. Ces divers moyens sont des excitateurs de la peau, et surtout les excitateurs des sécréteurs acides ou alcalins.

Les bains de pieds que nous employons sont à 40° Réaumur, et sont supportés pendant une heure et demie et deux heures à la même température.

Leur composition varie. Dans les affections psoriques, les bains de pieds sont sulfureux, quelquefois iodés; dans les affections syphilitiques, les

7.

bains de pieds sont composés avec le sublimé corrosif. Dans les affections aiguës très-intenses, les
bains sont faits avec l'acide hydrochlorique; dans
les maladies du foie, on les compose avec l'acide
azotique et l'acide chlorhydrique; les bains de
pieds le plus en usage sont les bains alcalins, qui
presque toujours servent dans les affections chroniques, parce que, dans ce cas, on a besoin d'exciter fortement les sécréteurs acides. Les bains de
pieds acides réagissent sur les sécréteurs alcalins.

L'action de la ventouse est également de réagir
sur les sécréteurs acides et alcalins. Elle supprime
une portion de la pression atmosphérique qui,
comme l'ont démontré les expériences des savants,
est de 12 à 15,000 kilogrammes sur toute la surface de la peau. Par le vide obtenu par la ventouse la peau se dilate, se tuméfie, rougit,
s'engorge de liquides sanguins et blancs, et est
le siége d'une sensation remarquable de pesanteur;
tous les ordres de capillaires cutanés et subja-
cents se remplissent de liquides, et les vaisseaux
plus profonds doivent nécessairement se contracter. Cette opération modifie donc la circulation
suivant la quantité de ventouses, suivant la durée

de l'application, et l'étendue de la surface sur laquelle on l'applique.

Souvent l'application des ventouses seules peut rétablir la santé. Ce moyen devrait être populaire, et serait fort utile, surtout dans les grandes villes, parce qu'il pourrait fortifier une multitude de sujets faibles.

Dans des attaques d'apoplexie, cas si multipliés, c'est encore un moyen très-actif. Avant d'aller chercher le médecin ou en l'attendant, couvrez toute la surface du corps avec des ventouses, et à défaut de ventouses, avec des verres ordinaires, dans lesquels vous enflammerez des cônes de coton imbibés d'esprit-de-vin ; laissez-les agir par devant quinze à vingt minutes, et par derrière vingt à vingt-cinq minutes ; à son arrivée le médecin aura souvent peu de choses à faire. —Chez de jeunes dames qui souvent font des fausses couches, cet état est dû à une multitude de causes, mais il en est une qui les domine toutes : c'est la faiblesse. Vous la surmonterez, en faisant comme nous, c'est-à-dire en appliquant pendant cinq, six et même sept mois sur la peau de ces dames de 130 à 150 ventouses tous les jours.

Un grand nombre d'affections peuvent être traitées sans l'application de ventouses ; ainsi toutes les affections qui ont rapport à la menstruation, un grand nombre d'affections pulmonaires, toutes les névralgies, et beaucoup d'autres sont traitées par les inspirations seules.

3° Déterminer ou régulariser la sécrétion urinaire.

Nous avons dit que ces inspirations agissaient fortement sur les sécréteurs acides. Dans presque tous les cas où l'on peut obtenir une sueur abondante, on est certain d'exciter les reins, d'augmenter les mictions, et d'obtenir une urine assez abondante. Moyen très-utile dans les affections de la vessie, qui, presque toutes sont de nature syphilitique. Des inspirations sèches donnent naissance à des urines très-copieuses : comme on l'observe chez les chlorotiques, et dans les hydropisies, bientôt les urines deviennent critiques : ainsi dans les gastralgies, les viscéralgies, où les malades rendent des urines complétement incolores, et d'une odeur de bouillon aigre , les mêmes acquièrent promptement une odeur et une couleur normales.

4° Faire concourir les forces digestives et les forces locomotrices au traitement des diverses maladies.

Dans tous ces cas, nous réagissons très-fortement sur tout l'appareil digestif, comme nous l'avons indiqué à l'article *Respiration*. Cette fonction, étant en rapport direct avec la nutrition, et étant dans cette opération beaucoup plus profonde et plus étendue, nécessite une grande dépense de carbone et d'hydrogène ; il faut donc réparer cette perte par une plus grande quantité d'aliments; en effet, si on examine l'air de l'expiration avant ou après cette opération, on pourra s'assurer qu'il contient après une plus grande quantité d'acide carbonique, quantité que nous indiquerons dans un travail qui n'est pas terminé. Souvent nous sommes forcé d'accorder une nourriture forte et substantielle ; quelquefois, au milieu d'une séance, nous donnons un potage et un verre de vin.

L'exercice également est très-nécessaire, et souvent il nous sert à combattre des maladies. Ainsi lorsque nous traitons un rhumatisme chronique chez un ouvrier, nous le forçons à faire une demi-journée de travail. Lorsqu'il a assez d'énergie pour suivre nos conseils, il peut être guéri en quatre ou cinq séances; tandis que l'homme du monde emploiera jusqu'à vingt séances. Si le goutteux après sa séance ne fait pas des efforts pour marcher, souvent il éprouvera les mêmes douleurs et abandonnera notre traitement; si, au contraire, il marche, après 100 ou 120 pas pénibles, les pieds s'échauffent, les mouvements deviennent moins difficiles, il y a moins de gêne; le malade est étonné de moins souffrir, son courage renaît, et l'accès de sa douleur s'éloigne. Sur ce point nous regardons le bon la Fontaine comme un grand médecin; Écoutons-le dans sa fable de *la Goutte et l'Araignée* :

Il va trouver la goutte; elle était en campagne,
    Plus malheureuse mille fois,
    Que la plus malheureuse aragne.
Son hôte la menait tantôt fendre du bois,
Tantôt fouir, herser. Goutte bien tracassée
    Est, dit-on, à demi passée.

5° N'avoir recours à aucune émission sanguine et traiter presque toutes les maladies par les voies aériennes.

Il y a plusieurs méthodes d'administrer les médicaments dans l'économie :

1° On peut soulever l'épiderme en appliquant sur la peau un vésicatoire ammoniacal, et ensuite placer le médicament directement sur le derme : cette méthode prend le nom d'endermique ;

2° Une seconde méthode consiste à faire absorber à la muqueuse rectale les médicaments ;

3° Une troisième constitue les divers bains minéraux ;

Le plus ordinairement on fait prendre les médicaments par les premières voies, par l'estomac et les intestins ; ces organes pourvus d'une membrane muqueuse très-excitable, irritable même, peuvent être enflammés par la plupart des médicaments, qui sont des poisons ; d'un autre côté, remplissant une fonction très-importante, l'élaboration des aliments, leur transformation en chyme, en chyle, puis en sang liquide nourricier de tous nos organes, l'ingestion des médicaments dans l'estomac forcera de modifier plus ou moins le régime alimentaire, de mettre le malade à une diète plus ou moins sévère; et enfin ces mêmes médicaments sont obligés de suivre un parcours si long, avant leur introduction dans les secondes voies ou les voies circulatoires, que bien souvent ils arrivent trop tard, ou altérés;

Ces divers modes d'administration sont plus ou moins efficaces. Celle de l'estomac, la plus commune, offre d'abord l'inconvénient de mêler le médicament avec l'aliment, et d'en opérer le plus souvent la décomposition; ensuite toutes ces méthodes ne peuvent agir que sur les premières voies.

Il n'en sera plus de même, si comme nous le pratiquons depuis trente ans, nous introduisons ces mêmes médicaments par les voies aériennes, par le poumon au siége même de la respiration. Tout est changé, plus d'inconvénients; nous n'agissons plus sur les premières voies, nous agissons directement sur les secondes, sur la grande, voie de la circulation, au milieu même de l'hématose. Ici, nos médicaments sont introduits à l'état de pureté, ne peuvent plus éprouver de décomposition et donneront toute leur manifestation à l'économie. Comment cette administration des médicaments n'a-t-elle pas été entrevue plus tôt ? Peut-être a-t-on craint d'irriter les muqueuses des bronches et du poumon ? C'était une erreur; ces muqueuses sont moins sensibles et moins irritables que celles de l'estomac.

Indiquons maintenant comment on peut appliquer notre appareil au traitement des maladies.

Ce mode d'administration consiste à introduire une partie volatile d'un médicament dans le système de la circulation par la voie de la respiration; et, pour cela, il suffit de mettre le médicament en dose déterminée dans l'appareil que nous venons de décrire, avec une certaine quantité d'eau; d'échauffer cet appareil à un degré de température déterminée, et de faire inspirer au malade, à l'aide d'un tube qui est placé dans sa bouche, l'air atmosphérique contenu dans l'appareil, et qui, pour se renouveler, traverse sans cesse le liquide et se charge du principe médicamenteux, de vapeur d'eau, de chaleur et d'électricité, qu'il vient ensuite déposer dans les poumons, où, par l'hématose du sang veineux, il passe rapidement dans la circulation, et agit, par un contact immédiat, sur tous les systèmes organiques.

Il ne faut pas croire que les seules partiés volatiles de médicaments soient emportées dans le poumon; certes, elles sont le plus favorables pour une médication de cette nature; mais les substances les plus fixes peuvent aussi être transportées par le continuel courant d'air, capable de volatiliser, comme on le sait très-bien, l'ór, l'argent et le platine. On sait à quelles maladies sont sujets les serruriers, tourneurs en cuivre, etc., etc. Ainsi, les substances mucilagineuses, le lait, la belladone, la jusquiame, la digitale, l'opium, la scille, les vomitifs, les purgatifs, toutes substances fixes, sont évidemment par cet appareil portées dans la circulation, comme je pourrai le prouver par la suite.

Rien de plus facile maintenant que de concevoir l'emploi de notre appareil, et d'établir la thérapeutique pneumatique que nous avons désignée sous le nom d'*inspirations pulmonaires.*

Quels sont les avantages de cette médecine pneumatique? Cette méthode inspiratoire, ou at-

miatrie pulmonaire instinctivement connue, instinctivement indiquée tous les jours, avec la seule
idée d'une vapeur émolliente, agissant comme un
cataplasme de farine de lin, sans aucune considé-
ration sur la modification de l'air atmosphérique
introduit dans le poumon avec cette vapeur, sans
l'idée d'aucune action sur l'hématose, la modification, la composition du sang, devait rester aban-
donnée et ne présenter au praticien qu'une faible
ressource, d'autant plus faible qu'il considérait
l'organe du poumon comme doué d'une sensibilité et d'une faiblesse telles que les agents les plus
simples devaient l'affecter, et qu'il y aurait du
danger, selon le médecin, à introduire dans son
tissu des vapeurs trop chaudes, qui pourraient
faire saigner les poumons. Si cette opinion existait, il ne nous serait pas permis de vivre plus
d'un jour, car de tous les corps, le plus irritant
est l'air atmosphérique, dont on connaît l'action
sur toutes les membranes muqueuses dénudées,
et la quantité énorme que nous respirons en un
jour suffirait pour le désorganiser.

Les avantages des inspirations pulmonaires sont
nombreux.

Nous allons les examiner successivement :

1o Action directe et rapide des médicaments sur les organes malades, sans trouble et sans secousse pour les organes essentiels de la digestion et de la locomotion, qui semblent même protégés et exaltés.

Par ce mode, les médicaments sont introduits rapidement dans l'économie. On peut en avoir un exemple sensible dans les inspirations d'iode, qui, quelques minutes après l'inspiration par un malade, peuvent donner la perception de son odeur caractéristique aux extrémités inférieures. On observe encore cette rapidité d'action dans le traitement des rhumes, qui, par la méthode commune, dans nos climats tempérés, parcourent toujours une période de douze à quinze jours, et qui peuvent disparaître par une ou deux inspirations aqueuses d'une heure et demie à la température de 50 à 55° Réaumur.

Cet effet n'aura rien de surprenant si on considère que par ce moyen on agit au centre de la vie et immédiatement sur le liquide chargé d'entretenir tous nos organes. Quant à l'action directe des médicaments par la modification du sang sur les organes malades, rien ne le prouve mieux que l'action de l'iode sur les glandes engorgées et sur le col de l'utérus, que celle de la scille et de la digitale dans les affections du cœur, etc., et, par cette méthode rationnelle, on pourra traiter, avec le plus grand succès, presque toutes les maladies dites chroniques organiques.

Dans tous ces divers traitements ce qui m'a frappé le plus, c'est que les fonctions digestives et locomotives restent étrangères à ces diverses médications, qu'elles sont même exaltées, et que les malades ont besoin de s'alimenter davantage et de prendre de l'exercice. C'est ce que nous avons remarqué dans le traitement de la rougeole, de la scarlatine, et surtout dans le traitement des affections syphilitiques chez les femmes. Chez elles les vaginites, l'engorgement des ganglions, des aines et ces ulcérations, si multipliées autour des parties vaginales, disparaissent dans l'espace de cinq à six jours sans émission sanguine, sans application de sangsues ni d'aucun topique ; elles ont bon appétit, mangent bien, marchent beaucoup, et au bout de quinze à vingt jours, terme de leur traitement, elles sont plus fortes, plus fraîches et gagnent même un peu d'embonpoint. Dans le traitement des chlorotiques par cette méthode on remarque que l'estomac acquiert une vitalité très-grande et que les muscles perdent de leur paresse. Cette observation nous a servi à combattre un grand nombre de gastralgies, d'entéralgies, et même de prétendues gastrites.

2° Utilité dans le traitement des maladies chroniques et des maladies épidémiques.

La plupart des maladies chroniques exigent pour leur traitement des moyens actifs qui peuvent toujours exercer une action fâcheuse sur les organes digestifs, et, de plus, l'innervation complète du tube digestif. Il en résulte une difficulté presque insurmontable qui a forcé les médecins d'abandonner ces sortes d'états et de reléguer les malades atteints de ces affections dans des maisons dites des incurables, titre suffisant pour faire le malheur des personnes qui entrent dans ces demeures. Par ce moyen, il sera possible d'adoucir leur sort sans augmenter leurs maux, et, à force de soins, de persévérance et de recherches, nous ne doutons pas qu'on ne parvienne à d'heureux résultats. D'après les faits nombreux que nous avons déjà constatés, on peut traiter avec succès les catarrhes chroniques, les états scrofuleux, dartreux, les affections du cœur, les maladies syphilitiques constitutionnelles, les fièvres intermittentes rebelles. Le traitement des maladies pestilentielles n'est pas pour moi un problème : après avoir obtenu de si grands succès par les inspirations dites antiphlogistiques dans le traitement de cholériques algides à une époque où on ne les guérissait pas, au commencement de l'épidémie, je suis convaincu qu'on arrivera à des résultats favorables dans le traitement de ces maladies en les attaquant par l'organe qui les communique et les dépose immédiatement dans le sang. Il faut, dans ces cas, les combattre par les agents qui, n'exerçant aucune action fâcheuse sur les organes pulmonaires, et ayant au contraire la propriété de favoriser l'hématose, peuvent les neutraliser et les anéantir sans chercher à lutter contre les symptômes et les désordres qu'ils occasionnent dans l'organisme. Les agents le plus propres à ces actions seront le chlorure de soude, le chlore, l'acide nitrique.

3º Ses avantages dans le traitement des maladies des fosses nasales, du canal lacrymal, des voies lacrymales, des oreilles, de la bouche et de ses annexes, enfin du larynx et du poumon.

Dans toutes ces affections ce sera un moyen direct de porter des médications, et l'on pourra ainsi faire cesser bien des accidents qui souvent devenaient très-graves parce qu'il était impossible de les combattre par la méthode antiphlogistique ordinaire. Ce procédé offrira la possibilité de traiter toutes les affections du tuyau vocal sans jamais avoir recours ni aux saignées ni aux sangsues, méthode funeste pour la modulation et le timbre de la voix. On pourra aussi traiter plus rationnellement toutes les affections du poumon et du larynx, et on prouvera souvent qu'une phthisie laryngée peut être guérie, comme j'en ai eu plusieurs fois la preuve, surtout quand elle est due à une affection syphilitique.

4º Avantage d'une calorification rapide et douce dans tous les états de maladies qui exigent cet agent.

La calorification par cette méthode est si vraie, qu'il est possible d'échauffer au milieu d'une

température basse un individu quelconque beaucoup mieux et plus rapidement que par la seule
action d'un brasier ardent. Cette chaleur est ré-
pandue dans toute l'économie d'une manière
douce, insensible, sans secousse, sans trouble;
elle y est aménée par la chaleur de l'air et la vapeur
d'eau, et elle occasionne dans toute l'économie
un état diaphorétique général. Quelque sèche et
parcheminée que puisse être la peau, on arrivera
par ce moyen à obtenir de la transpiration; mais,
dans ce cas, il faudra avoir recours à deux heures
d'inspiration à la température de 50 à 55°, si
toutefois cette température ne fatigue pas le malade. Si on ne réussit pas la première fois, tenter
une deuxième et une troisième fois. Si toujours
la même difficulté subsistait, il faudrait, pendant
l'inspiration, placer le malade dans un bain entier,
ou seulement plonger ses pieds dans un bain de
pieds un peu chaud dont on entretiendra la chaleur au même degré. Pendant tout le temps de
l'inspiration le bain de pieds sera à 35°.

Ordinairement, par une inspiration d'un heure,
à la température de 50 à 55°, on établit la transpiration de la peau.

5e Son action hygiénique dans une foule de petits embarras qui gênent plus ou moins l'existence.

Ce traitement sera employé dans une multitude de circonstances habituelles de la vie. Toutes les fois qu'il y aura un peu de courbature, un peu de lassitude, un peu de gêne dans l'organe de la voix, on aura recours à des inspirations aromatiques, toniques; dans la plupart des accidents nerveux, des inspirations antispasmodiques; chez des sujets faibles, des inspirations aromatiques habituelles.

6° Ce procédé peut remplacer les bains toniques et surtout les bains de vapeur à la surface du corps.

Ce moyen remplacera avec avantage les bains chauds, que l'on prend en trop grand excès dans un pays comme le nôtre, où les températures sont si variables et par conséquent les refroidissements si multipliés; ensuite ces bains chauds, si souvent répétés, finissent par énerver et fatiguer. Par ces bains aromatiques pulmonaires, vous déterminez de la force, de l'énergie, et vous placez l'individu dans la nécessité d'affronter les plus fortes chaleurs ; par là, également, vous pouvez multiplier les jouissances en combattant ce long sommeil qui absorbe les deux tiers de l'existence des peuples qui vivent sous l'équateur.

Vous pouvez remplacer avec plus de succès par ce moyen simple les bains de vapeur à la surface du corps ; ces bains agissent presque toujours en forçant la constitution et exaltant la sensibilité nerveuse au point de rendre souvent ces moyens funestes, tandis que, par des inspirations pulmonaires, vous exciterez doucement et toujours sans danger tout le système cutané, et qu'il vous sera facile par ce moyen de combattre les maladies de la peau les plus rebelles sans douleur et sans la crainte d'agents délétères.

7° La phthisie pulmonaire doit-elle être traitée par ce moyen ?

Presque tous les travaux des anciens médecins se sont bornés à imaginer des fumigations contre la phthisie, mais il s'en faut beaucoup qu'elles doivent être dirigées contre cette seule affection, comme nous l'avons déjà fait pressentir. On doit reconnaître néanmoins que de toutes les affections morbides qui réclament ce traitement, il n'en est pas pour qui il semble plus rationnel que pour la phthisie pulmonaire , surtout, si on regarde cette affection comme le produit de divers virus.

Dans la plupart des cas, ce que l'on considère comme phthisie pulmonaire, n'est réellement qu'une névrose du poumon que l'on peut faire cesser par l'application de la méthode que nous suivons.

Il existe une phthisie constitutionnelle qui présente beaucoup plus de difficultés que les cas précédents ; cependant, dans cette circonstance, on pourra encore sinon guérir le malade, au moins atténuer considérablement ses souffrances et prolonger ses jours. On devra avoir recours à ce procédé, pour traiter les affections les plus légères de l'appareil pulmonaire, toutes les fois que l'on pourra craindre, par suite, cette affreuse maladie.

8° La facilité avec laquelle on peut borner les dyspnées violentes comme celles qui ont lieu dans la pleurésie, la pneumonie, dans l'emphysème du poumon, dans l'asthme nerveux, et la facilité plus grande encore avec laquelle on peut arrêter les hémoptysies pulmonaires même les plus graves, prouve que l'on pourra arrêter la formation tuberculeuse. Ces recherches sont de la plus haute importance et méritent de fixer l'attention des praticiens. Ce n'est, au reste, que par des inspirations pulmonaires que l'on pourra obtenir ces résultats, et toujours avec des modificateurs du sang, au nombre desquels on peut placer le soufre, le phosphore, l'iode, le chlorure de soude pur et l'acide nitrique.

9° Si l'on considère encore l'altération du sang dans les fièvres typhoïdes, dans les péritonites puerpérales, dans les varioles confluentes très-graves, dans les phlébites, dans les résorptions purulentes qui accompagnent les grandes opérations chirurgicales, on pourra, jusqu'à un certain point, borner cette altération par les inspirations antiphlogistiques et éviter les émissions sanguines soit locales soit générales, comme nous avons eu souvent occasion de l'observer pendant les années 1833, 34 et 35, à la Maternité, où nous avons continué ces sortes d'expériences, qui méritent encore, de notre part, un nouvel examen afin de compléter notre travail.

10° Dans le choléra, que l'on considérera soit

9

comme une névrose soit comme une gastro-entérite, il est constant que cette affection offre une altération sensible du sang. L'action des inspirations antiphlogistiques est tellement efficace, que l'on peut, par cet agent unique, traiter le choléra algide avec le plus grand succès, comme l'ont prouvé nos nombreux résultats, et surtout plusieurs choléras algides, chez des femmes enceintes guéries à la Maternité. Cette action a besoin d'être observée avec le plus grand soin, et quand on répétera nos expériences, on se convaincra qu'il est possible de sauver un très-grand nombre de cholériques. Nos cholériques algides guéris datent des premiers jours d'avril 1832 et ne se trouvaient pas à la fin de l'épidémie, où tous les cas, disait-on, semblaient curables.

11° Enfin dans les maladies du cœur on peut modifier ces diverses altérations par des inspirations incisives et sédatives qui permettront, dans tous les cas, d'éviter la méthode de Valsalva et d'Albertini. On peut même, dans les affections organiques de cet organe, espérer soulager les malades et prolonger leur existence.

Quelles sont, en résumé, les diverses affections que l'on peut combattre par ce moyen ?

En indiquant ces diverses affections, nous allons donner le nom des inspirations que nous avons mises en usage[1].

1° Inspirations émollientes ou anticatarrhales.

Elles se composent d'un paquet d'espèces anticatarrhales et de teinture anticatarrhale.

Elles offrent une ressource immense dans toutes les affections inflammatoires aiguës des divers

[1] Chaque médecin est éminemment apte à formuler tels médicaments qu'il jugera convenable pour l'emploi de l'appareil imaginé par nous. Seulement nous osons croire qu'une expérimentation journalière de trente ans nous a mis à même de doser et grouper les médicaments et coordonner les divers modes de traitement mieux qu'on ne pourrait le faire de prime abord. Nous pensons donc être utile à ceux de nos confrères qui voudraient se servir ou expérimenter l'ensemble ou partie de notre méthode, en indiquant comment nous procédons. Les médicaments que nous employons forment le fonds de la pharmacie de mon fils, rue Taranne, 16.

organes, et surtout du poumon et des bronches, les leucorrhées, bronchorrhées et autres affections catarrhales.

Elles se préparent en faisant infuser tout le paquet d'espèces dans un litre et quart d'eau bouillante pendant toute la nuit, passant à travers un tissu de laine avec légère expression, laissant reposer et versant dans le flacon tubulé jusqu'à la hauteur de deux pouces, hauteur qui doit, à chaque inspiration, être la même, et qui sera rétablie en ajoutant de l'eau ordinaire; l'infusion peut servir pendant douze jours.

En commençant l'inspiration, on verse deux grammes de teinture anticatarrhale, et ensuite même dose toutes les vingt minutes.

2º Inspirations aromatiques et calmantes.

Se composent d'espèces et de teinture aromatiques calmantes, et se préparent de même.

Celles-ci seront employées dans les affections même aiguës du larynx, du pharynx, de la langue, du voile du palais, des fosses nasales, de la bouche et des amygdales; même pour celles-ci, il faut réellement les traiter d'une manière active[1]. Toutes les diverses membranes que nous venons de nommer ont besoin d'être surexcitées dans leurs états inflammatoires, et sont souvent rétablies à leur état normal par ce moyen avec une rapidité inconcevable. Sur ce sujet nous pourrions reproduire mille observations plus curieuses les unes que les autres, corroborant notre système d'éviter les saignées et les sangsues, surtout lorsqu'il s'agit du tuyau vocal et de ses annexes.

3o **Inspirations aromatiques et balsamiques.**

Se composent d'espèces et de teinture aromatiques balsamiques, et se préparent de même.

Sont des moyens certains dans tous les cas de

[1] Je me rappelle avoir été appelé à une heure du matin chez M. J. J., que je trouvai comme suffoqué par une amygdale tellement gonflée, qu'elle obstruait presque complétement les voies aériennes. Dans cet état grave, je me décidai seul à employer des inspirations antiphlogistiques à la température de 50°. Pendant une heure et demie, après trois quarts d'heure d'inspirations, l'abcès creva, et il en sortit une grande quantité de pus. Je continuai encore trois quarts d'heure, et le malade fut aussitôt rétabli.

9.

chlorose, de gastralgie, d'entéralgie, chez des constitutions faibles et lymphatiques. Ces inspirations, que nous employons surtout pour régulariser le timbre de la voix, sont indispensables pour les acteurs, pour les actrices, pour les chanteurs et chanteuses, pour les avocats, et enfin pour tous ceux qui sont obligés de parler longtemps en public ; elles servent à fortifier et à développer les jeunes personnes ; elles réussissent admirablement bien dans certaines gastrites chroniques. A la suite du choléra nous avons traité un assez grand nombre de gastrites chroniques avec grand succès. Qu'il nous soit permis de placer parmi nos malades notre cher et si regretté professeur M. Orfila, ancien doyen de la faculté de médecine de Paris.

4° Inspirations emménagogues.

Se composent de la solution antiphlogistique simple, et se préparent en versant de l'eau filtrée dans le flacon tubulé, en y ajoutant 2 grammes de solution en commençant, et en répétant cette même dose pendant vingt minutes.

Variées suivant les états des malades, elles

peuvent traiter tous les divers cas d'aménorrhées, qui, cependant, offrent des maladies assez complexes, en en exceptant toutefois les cas où l'aménorrhée sera consécutive d'une phthisie pulmonaire. Ce moyen, établi en grand à l'hospice de la Maternité sous les yeux et les auspices de Mme Legrand, sage-femme en chef, et de MM. Paul Dubois, Moreau et Girardin, médecins de cet hospice, a déjà donné des résultats nombreux et heureux, et devient, pour cet établissement, d'autant plus nécessaire, qu'il a l'avantage de ne jamais nécessiter l'emploi des saignées ni des sangsues, même dans les cas de dilatation du cœur et des congestions sanguines du poumon, circonstances où une inspiration emménagogue détermine immédiatement l'écoulement du sang menstruel.

5° Inspirations calmantes et toniques.

Elles se composent d'espèces et de teinture ainsi nommées, et se préparent comme celles émollientes.

Offrent un excellent traitement contre les bronchites chroniques, la laryngite chronique, même la phthisie laryngée, que l'on pourra, certes, borner par ce moyen, et dont on soulagera au moins les tourments si on ne peut l'arrêter tout à fait ; enfin les affections catarrhales chroniques, qui, jusqu'alors, ont été regardées comme incurables. Ce sont ces mêmes inspirations qu'il est utile d'employer dans la phthisie pulmonaire pour soulager le malade le plus possible.

6° Inspirations iodées.

Elles se composent d'espèces et teinture ainsi nommées, et se préparent comme les précédentes.

Ces inspirations d'iode ont l'avantage de combattre toutes les affections scrofuleuses les plus intenses et même les engorgements et états squirrheux des seins et de l'utérus. Ayant obtenu en ville de grands avantages de ce traitement, nous avions pensé qu'il serait utile de l'établir à l'hôpital des Enfants ; M. Baudelocque nous offrit son service, et là nous traitâmes plusieurs enfants qui, dans les premiers quinze jours, nous offrirent des résultats heureux, et qui ensuite revinrent à leur état primitif. Nous fûmes tellement surpris, que nous fûmes porté naturellement à considérer, comme M. le professeur Andral nous l'a indiqué dans ses savantes leçons, que, pour des affections scrofuleuses, un hôpital était plus nuisible qu'utile. Ce traitement, aidé de quelques moyens thérapeutiques et suivi avec exactitude, n'exerçant par ce moyen aucune influence fâcheuse sur les organes digestifs, rendra, nous l'espérons, par la suite, un grand service à l'humanité.

7° Inspirations dépuratives et iodées.

Elles se composent d'espèces et de teinture ainsi nommées, et se préparent comme les précédentes.

Seront la base du traitement de la plupart des maladies de la peau, même des affections les plus rebelles. Ainsi, par ce moyen, on verra disparaître les dartres les plus contagieuses, les varus, les dartres icthyoses, etc.

8° Inspirations antiphlogistiques.

Ces inspirations, qui se préparent comme il a été dit dans le § 4, serviront à traiter toutes les affections qui présentent l'altération du sang, comme les fièvres typhoïdes, les varioles confluantes, les péritonites puerpérales, les rougeoles confluentes, les maladies épidémiques, comme le choléra asiatique, etc.

9° Inspirations sudorifiques.

Espèces et teinture ainsi dénommées.

Traiteront les divers rhumatismes et les états goutteux. Dans tous ces cas, même les plus graves, on obtiendra rapidement le soulagement des malades.

10° Inspirations incisives et sédatives.

Espèces et teinture ainsi dénommées.

Pourront combattre, comme il a été indiqué, les diverses affections du cœur même les plus graves, et, de plus, les asthmes nerveux.

11º Inspirations antisyphilitiques.

Se composent de la solution antiphlogistique composée, et se préparent en versant de l'eau filtrée dans le flacon tubulé, la quantité indiquée, en y ajoutant 2 grammes de solution en commençant, et en répétant cette même dose toutes les vingt minutes.

Ont cet avantage précieux de pouvoir traiter toutes les affections syphilitiques aiguës et chroniques les plus graves, et de guérir les phthisies vénériennes laryngées.

12º Inspirations antinévralgiques.

Espèces et teinture ainsi dénommées.

Offrent une action admirable dans le traitement de la plupart des névroses et des névralgies, de la coqueluche, de la névralgie faciale, orbito-frontale, de la névralgie du nerf maxillaire inférieur.

Traitement spécial des diverses Maladies.

1° Le traitement antiphlogistique simple aura lieu chez un sujet exempt de toute diathèse, et se fera avec la solution antiphlogistique simple.

2° Si le malade offre une diathèse lymphatique; dans ce cas toutes les inflammations seront traitées avec la solution antiphlogistique iodée.

3° S'il y a diathèse psorique ou dartres, on traitera avec la solution antiphlogistique sulfureuse.

4° S'il y a diathèse syphilitique, on se traitera avec la *solution antiphlogistique composée.*

Exemple : Nous supposons une affection aiguë, un rhumatisme aigu ; si, après l'examen du malade, nous constatons une des diathèses ci-dessus, nous nous servirons, pour le traitement, de la médication la plus propre à combattre la diathèse. Dans tous les états aigus, voici le traitement à suivre :

Si l'état est léger avec peu ou point de fièvre, une inspiration simple pendant une heure et demie, à 45° Réaumur, sans ventouses sèches ni pédiluves.

Si l'affection est intense, *pneumonite*, *pleurite*, *érysipèle*, etc., il faudra appliquer des ventouses sèches sur toute la peau, pendant vingt-cinq à trente minutes, par derrière et autant par devant, ou employer les bottes de M. Junod, que l'on mettra aux deux jambes; ensuite envelopper le malade dans des couvertures, lui faire prendre un bain de pieds acide à 36°, et en même temps une inspiration antiphlogistique simple pendant deux heures, à 46°; le lendemain répéter ce moyen jusqu'à ce que la fièvre ait disparu; nourriture à l'instinct du malade, et exercice si cela est possible.

Toutes les affections aiguës, même les plus intenses, peuvent être traitées avec l'inspiration seule, et dans le lit du malade; il faudra les répéter plus souvent et les administrer le matin et le soir, et chaque fois 1 heure 1/2; enfin les répéter jusqu'à guérison parfaite.

Donnons un exemple d'un traitement complet.

Nous le prendrons dans une pneumonie aiguë très-intense; observation du 15 novembre 1822.

Un fort de la halle nous est amené dans une voiture. Ce malade, âgé de 32 ans, d'une forte stature, avec des muscles athlétiques, monte l'escalier avec beaucoup de peine, et est obligé de se reposer avant de parler.

A la suite d'un travail forcé, il y a deux jours, il s'est refroidi et a été pris de malaise, courbature, inappétence, d'une toux sèche d'abord et ensuite avec expectoration sanguinolente. Dès le premier jour il a senti un point de côté droit qui augmente par la toux, dyspnée forte, 30 à 32 inspirations par minute, le pouls plein, régulier, 108 pulsations ; langue blanchâtre, face colorée, vultueuse, la joue droite plus colorée que la gauche, pas de céphalalgie, matité du poumon droit en avant et en arrière, râle crépitant.

60 ventouses sèches de 8 centimètres de diamètre sont appliquées sur le dos et les reins, les cuisses et les jambes, et restent appliquées 25 minutes.

Après 25 minutes le pouls est à 100, la face moins colorée, la langue moins blanche et les yeux moins ternes, le malade tousse, moins de douleur au côté, crachats muqueux, pas de sang.

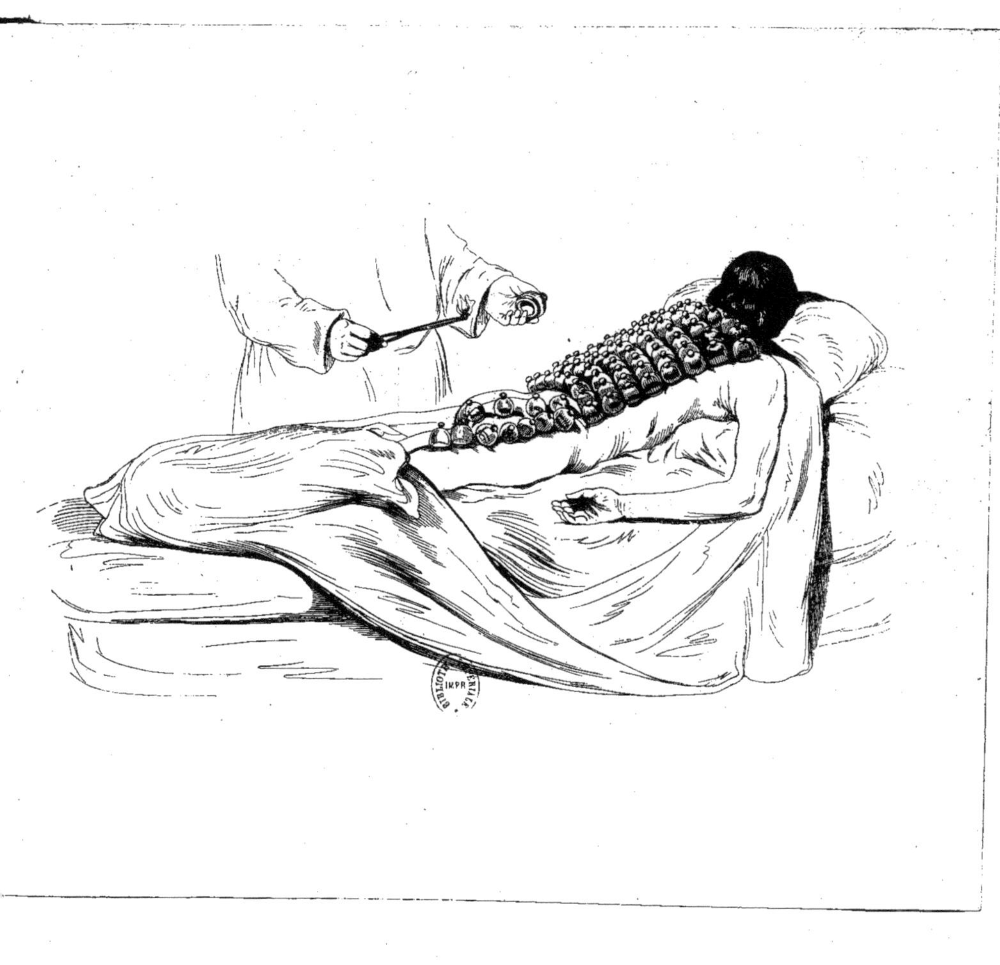

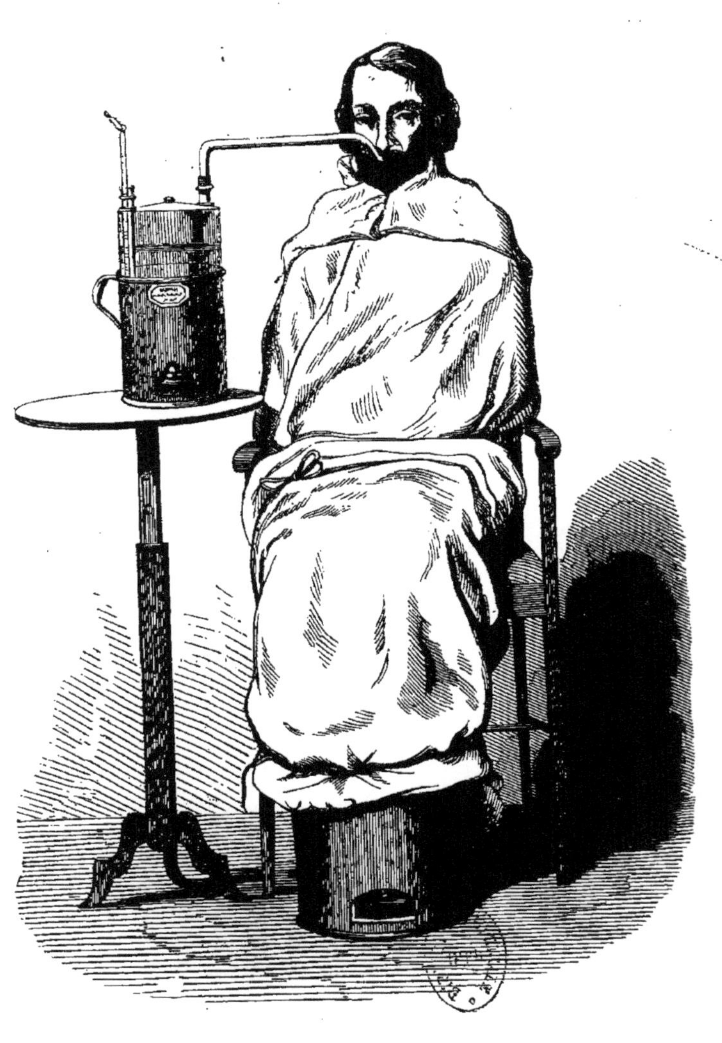

50 ventouses même diamètre sont appliquées par devant pendant 20 minutes, et ensuite enlevées : plus de point de côté, le pouls 92, la langue rose et humide, la toux moins fatigante, 26 inspirations par minute; le poumon ausculté offre moins de matité et un râle sous-crépitant, la toux moins fréquente, le malade sent ses forces revenues. Il rejette à peu près 60 grammes d'urine très-colorée, et qui se trouble promptement.

Après l'application des ventouses, le malade est enveloppé dans un peignoir de coton, par-dessus un peignoir de molleton de laine, et ensuite dans une grande couverture de laine roulée autour de lui, assis commodément, les pieds placés dans un bain composé avec l'acide hydrochlorique et l'eau à 36° Réaumur, ensuite recouvert en bas d'une petite couverture de laine portant à chaque extrémité de grands cordons qui ramassent toute la couverture sur les cuisses et les genoux et l'attachent au milieu des cuisses et autour du bain-marie, comme on peut le voir dans la figure représentée.

Le malade ainsi enveloppé reçoit dans sa bouche le tube recourbé d'un appareil tout préparé et

disposé de manière à ne pas le gêner (dans ce cas
le tube doit être chauffé, et la température portée
à 55° Réaumur), et prend son inspiration sans
gêne et sans fatigue.

On allume la lampe à esprit-de-vin sous le bain
de pieds, afin de maintenir la température au
même degré, et également celle de l'appareil :
avant de commencer, on verse par le tube verti-
cal de verre 2 grammes de solution antiphlogistique, et toutes les 20 minutes on verse la même
quantité de la solution.

Que remarque-t-on pendant cette opération ?

Après 15 minutes d'inspiration, la langue a
perdu son enduit blanchâtre et est devenue rose,
les yeux prennent plus d'éclat, la sclérotique s'é-
claircit, la dyspnée diminue, les inspirations ne
sont plus qu'à 24 par minute, et le poumon reçoit
une plus grande quantité d'air; le pouls devient
plus plein et diminue de fréquence, 88; la face se
colore, le malade respire librement, se sent mieux,
et accuse une sensation fraîche dans le pharynx et
la trachée; il éprouve une légère chaleur à la
surface du corps.

Après une 1/2 heure, la température de 52° paraît trop chaude, il faut baisser à 48, parce qu'à cette époque les inspirations sont plus profondes et moins fréquentes, 20 par minute, la sclérotique devient plus claire, la face se colore, le pouls plus développé, moins fréquent, 84, la chaleur de la peau plus grande, les vaisseaux de la surface du corps plus injectés; la peau halitueuse aux mains et à l'épigastre, un sentiment de froid sur les cuisses; toux très-rare, expectoration muqueuse 1 fois, pas de sang, pas de douleur au côté droit par une forte inspiration. Le malade se sent bien mieux, on lui donne à boire quelques cuillerées d'eau froide pendant son inspiration.

Après 3/4 d'heure, les inspirations sont de 18, le pouls à 80, un peu de sueur commence à paraître sur la lèvre supérieure, à l'épigastre et aux mains, les vaisseaux se gonflent davantage et le malade se sent bien.

Après une heure la transpiration est générale, et sort de toute la surface du corps, le malade s'arrête tout à coup, et demande à manger; on lui fait prendre un énorme potage et un verre de vin, et le malade continue ensuite son opération; la sueur alors est si abondante qu'elle traverse la couverture, et coule par terre ; recueillie dans un vase elle formait les 3/4 d'un litre.

Après une heure et 1/2 les inspirations étaient à 16, et le pouls à 76. On remarque la face épanouie, les yeux brillants, les vaisseaux gonflés, la peau plutôt fraîche que chaude, et une amélioration générale étonnante.

A partir de ce moment la température a été diminuée à 45°, et l'inspiration a été terminée après 2 heures ; toutes les enveloppes, qui n'ont pas été pesées, contenaient énormément de sueur.

Après la séance, pas de toux, pas d'oppression, la respiration à 14, le pouls à 60, la force musculaire rétablie.

Ce malade a été rétabli en une séance ; lorsqu'il est parti il a bien dîné, a bu du vin pur, a dormi 12 heures, et le lendemain il s'est senti rajeuni.

Les Yeux, les Narines, les Oreilles.

Toutes les *maladies inflammatoires des narines, des oreilles, des yeux,* peuvent être traitées par les inspirations antiphlogistiques, prises par le nez à la température de 45 à 50° Réaumur, assez longtemps pour amener une transpiration; et si on ne parvenait pas à amener rapidement cette transpiration, à la deuxième inspiration, on prendrait en même temps un bain de pieds; ces diverses affections doivent céder à deux ou trois inspirations, chaque inspiration d'une heure à une heure et demie. On peut éviter ainsi les saignées et les sangsues dans la plupart des cas. Si ces états se présentent chez des jeunes filles de plus de douze ans, ou chez des femmes, il faut presque toujours en rapporter la cause à la menstruation, et alors éviter avec soin les saignées et les sangsues et avoir recours aux inspirations emménagogues avec la solution antiphlogistique pour les tempéraments pléthoriques. Aux inspirations sudorifiques et antinévralgiques pour les tempéraments chlorotiques et scrofuleux, il faut ajouter des bains de pieds irritants.

La Bouche (Stomatites), la Gorge, les Amygdales, le Tuyau vocal, Angines, le Croup.

Les maladies inflammatoires de la bouche, de la gorge, des amygdales, du tuyau vocal, seront traitées avec les inspirations antiphlogistiques : 2 grammes de liqueur par quart d'heure, et même 4 grammes. Deux inspirations par jour, d'une heure chacune, matin et soir. Pas de saignées ni de sangsues, surtout si c'est pour un chanteur.

Les diverses *stomatites (inflammations de la bouche et de la langue)* seront traitées par la solution antiphlogistique ; si l'inflammation est très-vive, avoir recours à une chaleur de 50 à 55° plutôt que de 45 à 50°. Même traitement pour les diverses angines.

Si ces maladies ne cèdent pas à l'emploi des inspirations antiphlogistiques, et duraient plusieurs jours, elles ne sont plus simples, mais accompagnées de virus ou de miasmes, qu'alors il faudra traiter spécifiquement.

Le croup chez les jeunes enfants.—Application de ventouses sèches sur tout le corps jusqu'à ce que la voix ait repris son timbre normal, et que les parois de la bouche aient repris leur couleur. J'ai ajouté aux ventouses des bains de pieds irritants, répétés trois ou quatre fois par jour, jusqu'à ce que la peau entre en moiteur. En outre, faire prendre de huit à douze grains d'ipécacuanha, afin de provoquer des vomissements; avoir recours à des boissons rafraîchissantes et à des lavements laxatifs.

Bronchite, Laryngite aiguë.

Inspirations émollientes pendant deux ou trois jours seulement; éviter les inspirations antiphlogistiques qui irriteraient, passer ensuite aux inspirations balsamiques et aromatiques, deux par jour; de plus, tenir le ventre libre, exciter la peau avec les liniments toniques et excitants. Avant de parler de la bronchite et de la laryngite chronique, nous passerons en revue tout le tube digestif.

Œsophagite, Gastrite aiguë, Duodénite, Entérite, Péritonite aiguë, Péritonites puerpérales, etc.

Dans *l'œsophagite*, dans la *gastrite aiguë*, les inspirations antiphlogistiques trois heures par jour, le matin, à midi et le soir; à chaque inspiration quatre mesures de 4 grammes par quart d'heure, à la température de 45 à 50°. Aussitôt que la langue devient un peu moins rouge et moins sèche, alimenter le malade et lui donner des boissons un peu toniques, telles que bière, eau rougie, etc. On commencera d'abord par des boissons fraîches et acidulées, puis des boissons froides et enfin glacées. Tenir le ventre libre. Exciter la peau par des liniments irritants, donner des bains frais à 24 et 25°. Ce traitement doit être suivi pendant près de trois semaines; ensuite, lorsque l'appétit sera revenu, passer à l'usage des inspirations balsamiques et aromatiques, continuer d'irriter la peau, prendre des bains froids, permettre des aliments, mais peu à peu.

La *duodénite*, l'*entérite*, le même traitement que pour la gastrite aiguë; de plus, trois quarts de lavement de guimauve en trois fois, des compresses imbibées de liqueur de Labarraque, sur le ventre, des bains chlorurés, une diète un peu sévère pendant quelques jours seulement et pendant la période de la diarrhée ; après la diarrhée, accorder des aliments et les augmenter peu à peu.

Dans la *péritonite aiguë*, le même traitement que dans l'entérite, ainsi que dans la péritonite puerpérale.

Péritonites puerpérales, indurations des seins, érysipèles des femmes en couche, indigestions de femmes en couche, phlegmasie alba-dolens, hydropisie des femmes en couche. — Les tenir chaudement dans le lit, et leur faire prendre des inspirations antiphlogistiques simples jusqu'à ce que les lochies soient normales.

Gastro-entérite, Fièvre typhoïde.

La *gastro-entérite*, l'*entérite folliculeuse* ou *fièvre typhoïde*, exigent un traitement encore plus fort : trois inspirations par jour, d'une heure chacune, de 48 à 52°, six mesures de 2 grammes chacune de solution antiphlogistique ; de dix en dix minutes, trois quarts de lavement émollient, dans chaque quart, ajouter 1 gramme de solution antiphlogistique ; des boissons adoucissantes avec vingt à trente gouttes de la même solution, des compresses imbibées de chlorure de soude placées sur le ventre. Suivre ce même traitement jusqu'à ce que la diarrhée cesse, que la langue devienne humide et dans un état normal, alors reprendre les aliments, et continuer les inspirations seulement deux fois par jour.

Choléra-Morbus, Typhus, Fièvre jaune, Colite, Dyssenteries.

Le même traitement peut avoir lieu pour le *choléra-morbus*, mais il faudra tromper la soif du malade par de petits morceaux de glace, et lorsque la réaction sera franche, continuer les inspirations antiphlogistiques jusqu'à parfait rétablissement. Le traitement des gastro-entérites peut être employé pour traiter les fièvres intermittentes avec le plus grand succès. Le *typhus*, la *fièvre jaune*, même traitement que pour l'entérite typhoïde. Dans la *colite*, les *dyssenteries sanguino-*

lentes, pas d'autre traitement que quelques inspirations antiphlogistiques, des demi-lavements émollients, du repos, et la diète seulement pendant quelques jours.

Laryngite et Bronchite chroniques, Asthme, Catarrhe, Coqueluche, Rhume.

La *laryngite œdemateuse* se traite par des inspirations antiphlogistiques ;

La *laryngite chronique,* la *bronchite chronique,* par les inspirations balsamiques et aromatiques d'abord, ensuite passer à l'usage des inspirations anticatarrhales deux fois par jour, de deux heures chacune, avec deux mesures de teinture de 4 grammes, puis trois et même quatre mesures.

Le *catarrhe* suffoquant, la *coqueluche,* l'*asthme* doivent être traités par les inspirations antinévralgiques d'une heure chacune, à la température de 48 à 55°, avec quatre mesures de teinture antinévralgique dans une infusion selon la formule.

Le rhume et le catarrhe aigu doivent céder aux inspirations balsamiques prolongées assez longtemps pour amener une transpiration abondante. Une inspiration, deux au plus, d'une heure et demie suffisent d'ordinaire pour guérir un simple rhume.

Si le catarrhe est chronique, il faudra commencer par combattre l'état inflammatoire par quatre ou six inspirations antiphlogistiques de 50 à 55° avec vingt-quatre grammes de solution, puis passer à l'usage des inspirations anticatarrhales, une heure le matin et une heure le soir, de 50° à 55 avec huit mesures de deux grammes de teinture anticatarrhales, une mesure toutes les quinze minutes. Ajouter à ce traitement : 1° des lavements, émollients tous les trois jours; dans le lavement émollient mettre une cuillerée de sel marin et trois cuillerées d'huile d'olives; 2° des frictions sur la peau avec le liniment confortatif, surtout sur la colonne vertébrale, les bras, les cuisses et les jambes : si le catarrhe est intense avoir recours aux liniments irritants; 3° se laver tout le corps deux fois par semaine avec de l'eau de savon chaude, puis bien frictionner la peau avec des linges secs et chauds; 4 une bonne nourriture, du vin aux repas avec de l'eau de Seltz naturelle, de l'exercice au grand air ; éviter cautères, vésicatoires, etc., etc. Suivre ce traitement jusqu'à parfait rétablissement et jusqu'à ce que la susceptibilité pulmonaire ait disparu.

Gangrène du poumon, Hémoptysie, Pneumonie, Apoplexie.

La *gangrène du poumon* : par les inspirations antiphlogistiques trois fois par jour, d'une heure chacune.

La gangrène partielle du poumon.—Même inspiration deux heures le matin et deux heures le soir, chaque jour.

Attaque d'apoplexie. — Ventouses sur tout le corps, inspirations antiphlogistiques simples avec pédiluves pendant deux heures. Ce moyen, employé très-rapidement, peut empêcher la paralysie ; si elle a lieu, continuer l'application des ventouses, des inspirations et des pédiluves jusqu'au retour de la sensibilité et du mouvement ; plus, frictionner toutes les parties paralysées avec la pommade irritante jusqu'à éruption abondante.

L'hémoptysie et la *pneumonie* peuvent être traitées également, avec le plus grand succès, par les inspirations antiphlogistiques, sans aucune émission sanguine.

L'hémoptysie, avec des inspirations que l'on commencera à 55° de chaleur, avec 24 et même 30 grammes de solution antiphlogistique. Quand les douleurs de la poitrine ont diminué, que la respiration est libre et que la chaleur revient aux extrémités, on peut abaisser la température et continuer l'inspiration à 50° jusqu'à ce que le corps soit baigné de sueur. Chaque inspiration sera accompagnée d'un bain de pieds, irritant et chaud, entretenu tout le temps. Donner des boissons acidulées et fraîches, des lavements émollients, prescrire la diète quelques jours, puis une nourriture légère que l'on augmentera peu à peu.

Pneumonie aiguë traitée sans ventouses.

La pneumonie : avoir soin ici, comme dans l'hémoptysie, de commencer à 55° et d'échauffer le tube avant ; à mesure que la respiration deviendra plus forte et que la dyspnée diminuera, abais-

ser la température à 50. Verser 16 grammes
de solution antiphlogistique s'il y a peu de
sang dans les crachats, mais s'il y en a beaucoup, verser 24 grammes et même 30 grammes,
faire prendre l'inspiration pendant une heure
et demie si l'on peut; en même temps, envelopper les jambes dans des cataplasmes bien
épais et bien chauds; pendant l'inspiration, faire
prendre des boissons adoucissantes et chaudes,
répéter ce moyen trois à quatre fois dans la journée, enfin jusqu'à ce que la transpiration soit
abondante, et dans ce cas, elle est assez forte pour
percer les matelas, ou jusqu'à ce que les urines
arrivent très-abondamment, car lorsque la transpiration n'est pas très-forte, les urines sont très-
abondantes.—La diète et des boissons chaudes en
grande quantité, deux lavements émollients, répéter les mêmes moyens le lendemain ; et s'il n'y a
plus de râle crépitant, plus de dyspnée, on peut
déjà commencer à alimenter le malade avec des
potages légers, enfin continuer ainsi pendant
quelques jours, jusqu'à ce que tout état inflammatoire du parenchyme pulmonaire ait complétement disparu.

11.

Si ce traitement est employé dans la *pneumonie au premier degré*, celle-ci sera complétement avortée, et après avoir constaté le râle crépitant et tous les signes de la pneumonie, le lendemain on n'en verra plus de vestiges.

Si on l'emploie *au deuxième degré*, il faudra alors continuer les inspirations plus longtemps, et tâcher de les prolonger le plus possible. Dans cette affection, on n'a pas de peine à obtenir du malade la prolongation; car il sent lui-même l'amélioration; il faudra donc employer ce même moyen jusqu'à ce que tous les symptômes morbides disparaissent.

Au troisième degré, il faut non-seulement avoir recours aux inspirations antiphlogistiques, mais encore y joindre des cataplasmes sinapisés aux jambes, placer un très-large vésicatoire sur la partie affectée du thorax, donner des lavements laxatifs avec le sel marin, boissons un peu toniques.

Emphysème du poumon, Pleurésie, Hépatite. Phthisie pulmonaire.

L'*emphysème du poumon*, soit *traumatique*, soit *consécutif* de l'asthme, doit être traité par les inspirations antiphlogistiques à 55° pendant une heure et demie, et même deux heures, avec 30 grammes de solution antiphlogistique.

La *pleurodynie* se guérit avec trente à quarante ventouses sur la région du cœur et inspiration antiphlogistique simple à 50° pendant deux heures en deux séances.

La *pleurésie*, et l'*hépatite aiguë* peuvent également être traitées par les inspirations antiphlogistiques de 50 à 55° deux à trois heures par jour. Pour l'une ou l'autre de ces maladies on peut ajouter à ce moyen des lavements purgatifs et des boissons adoucissantes.

Phthisie pulmonaire.

On emploiera, selon les diathèses, ou l'inspiration antiphlogistique sulfureuse, ou iodée, ou mercurielle, ou simple, des ventouses sur tout le corps et des pédiluves ; une bonne nourriture et de l'exercice au grand air, à pied ou en voiture, pendant dix jours, enfin jusqu'à ce que les sueurs somniales aient disparu ; après, continuer les ventouses et faire les inspirations avec parties égales de teinture antinévralgique et teinture iodée sans pédiluve.

On peut encore traiter la *phthisie pulmonaire* sans ventouses : ici convaincre le malade, s'emparer de son esprit, et lui faire suivre aveuglément le traitement ci-dessous ; en admettant même une caverne et des tubercules ramollis :

1° Trois inspirations par jour, avec la solution antiphlogistique, d'une heure chacune à 50, 56°, avec 2 grammes de solution antiphlogistique en commençant, et 2 grammes toutes les vingt minutes. Le matin à midi, et le soir vers neuf heures. La première sera faite dans le lit, la deuxième levé et la dernière dans le lit.

2° Frictionner matin et soir, avant l'inspiration, la colonne vertébrale, les bras, les cuisses et les jambes avec une cuillerée à bouche de liniment excitant.

3⁰. Tous les matins un lavement émollient, et lorsqu'il est rendu, un quart de lavement auquel on ajoutera deux grammes de solution anti-phlogistique et que l'on gardera. Le soir, prendre un quart de lavement semblable à celui du matin. La nuit placer des compresses imbibées de liqueur de Labarraque affaiblie au quart.

4⁰ Deux fois par semaine laver tout le corps avec de l'eau de savon chaude, et aromatisée avec de l'eau de Cologne, bien essuyer la peau avec des linges secs, chauds et rudes ; aussitôt après, faire les frictions ainsi qu'il est dit plus haut, et prendre l'inspiration.

5⁰ Pour toute boisson du lait, une nourriture un peu substantielle, suffisante et appropriée aux goûts du malade ; aux repas boire du lait ou un peu d'eau rougie. Éviter avec soin les pâtes, les loochs, et autres boissons. Dans la journée, s'il y a soif, boire du lait coupé avec de l'eau de gruau.

6⁰ Se couvrir de flanelle de la tête aux pieds.

7⁰ Aérer les appartements trois ou quatre fois par jour : tout le temps du traitement, se promener au grand air, et marcher autant que l'on pourra. Si la faiblesse est trop grande, placer le malade dans un fauteuil toute la journée et ne le coucher que la nuit, pendant quelques jours, puis, lorsque les forces commenceront à revenir, le faire manger et marcher, lui ordonner des distractions et des exercices possibles, sans jamais amener la fatigue.

8° Il faut éviter les opiacés, les calmants, qui n'agissent que momentanément, et qui excitent des quintes plus fortes après. Il faut éviter les bains entiers; seulement lorsque les forces seront plus grandes et que l'on n'aura plus à craindre de réaction fâcheuse, avoir recours à des bains froids si la saison le permet, et se laver avec de l'eau froide avant les inspirations. Éviter les exutoires, les cautères, les sétons qui agissent trop fortement sur le système nerveux. Il faut éviter surtout toute médication par l'estomac, parce que cet organe doit servir essentiellement à réparer les pertes énormes et les dépenses excessives de l'économie.

9° La nuit prendre la précaution de ne pas trop couvrir les malades, et ne pas les coucher sur des lits trop tendres et trop chauds. L'air de l'appartement doit être modérément chaud. Suivre ce traitement pendant deux à trois mois avec des interruptions de cinq jours tous les quinze jours. S'il survenait une hémoptysie partielle, tant mieux, continuer les mêmes inspirations; si elles irritaient, passer à des inspirations émollientes pendant quelques jours, ensuite reprendre les premières jusqu'à ce qu'il y ait force, appétit, embonpoint; si c'est une femme, retour des règles. Si la femme ou fille a un tempérament lymphatique, chlorotique, au lieu des inspirations antiphlogistiques, prendre les inspirations anticatarrhales et suivre les autres moyens indiqués ci-dessus, surtout les rendre encore plus toniques.

Après douze jours de traitement, lorsque les symptômes morbides auront diminué, et que les sueurs somniales n'auront plus lieu, on pourrait à la rigueur n'avoir recours qu'à deux inspirations, une le matin, et une le soir; tâcher d'obtenir une heure et demie chaque fois; ces deux inspirations devront être prises hors du lit. Persuader au malade que c'est le seul moyen de salut.

Inflammation de la matrice.

Dans la *métrite aiguë :* des inspirations émollientes deux à trois heures par jour, des cataplasmes sur l'hypogastre, des demi-bains. Si cette métrite est accompagnée de fièvre, avoir recours aux inspirations antiphlogistiques deux fois par jour : dans la métrite aiguë, engorgement de l'utérus, éviter les cautérisations, les saignées, les sangsues : dans ce cas avoir recours aux inspirations antiphlogistiques composées, puis aux inspirations sudorifiques antinévralgiques deux fois par jour, une heure et demie chaque fois, de 50 à 55° avec quatre mesures par moitié ; outre ce moyen, faire des frictions sur les aines, l'hypogastre et les parties internes des cuisses avec la pommade fondante ; faire prendre à la malade tous les jours trois cuillerées à bouche d'un mélange des sirops suivants : sirop antiscorbutique, de quinquina au vin, de gentiane, de chaque, soixante-quatre grammes ; tous les jours un lavement laxatif avec l'huile et le sel ; matin et soir, avant l'inspiration, faire laver les cuisses, les parties génitales, tout le bassin et l'hypogastre avec de l'eau très-froide et même glacée, ou mieux encore, faire prendre un bain de siége avec de l'eau froide, ensuite essuyer vivement les diverses parties et prendre de suite l'inspiration.

Si ce traitement a lieu en été, ordonner des bains de rivière pendant trois quarts d'heure et même une heure, et après le bain, prendre l'inspiration. Il est même utile d'ordonner de l'eau de Vichy avec le vin, de faire prendre avant et après le repas des pastilles de Vichy, jusqu'à douze par jour. Dans les premiers jours, exiger le repos, mais lorsque la douleur des aines, des cuisses aura cessé, avoir recours à un léger exercice, et l'augmenter dans les proportions des forces. Ce même traitement sera suivi dans les engorgements chroniques des mamelles, des testicules et, en général, des autres glandes. La leucorrhée, le catarrhe utérin, se traitent également comme l'engorgement de l'utérus, et de plus par les autres moyens toniques.

Hémorrhagie de la matrice.

La *métrorrhagie* se traite suivant les tempéraments. Si la femme est lymphatique, par les inspirations sudorifiques et antinévralgiques; si elle est pléthorique, par les inspirations antiphlogistiques à 55°, jusqu'à ce que l'écoulement sanguin soit arrêté, et localement appliquer des linges glacés sur les parties génitales. Boissons acidulées et froides, même de la glace en petits morceaux.

Menstruation.

L'*aménorrhée* chez les filles ou femmes pléthoriques sera traitée par des inspirations antiphlogistiques avec vingt et trente grammes de solution quelques jours avant l'époque. Quatre à six inspirations suffisent. Si les règles n'arrivent pas, et que tous les accidents disparaissent, attendre une autre époque et répéter le même moyen, ainsi de suite trois, quatre et même six époques, sans jamais recourir aux émissions sanguines. C'est dans ce cas que nous les jugeons complétement inutiles et même nuisibles aux efforts de la nature, qui par elles seraient plutôt retardés qu'avancés. A l'aide des inspirations on peut toujours éviter ces émissions sanguines, lors même que la fille ou femme aurait une apoplexie pulmonaire, laquelle cédera bien plus promptement par ce moyen. Dans la plupart de ces cas, il sera utile en même temps de faire prendre des pédiluves irritants, et d'ordonner la promenade, l'exercice, une bonne nourriture; rien autre chose. Se bien pénétrer de cette idée et agir franchement et sans crainte. Il est dans tous ces cas un symptôme, peut-être plus exact que celui du pouls, et qui ne trompe pas, c'est le brillant des yeux, qui annonce que toute crise a cessé; ainsi, ne pas se tourmenter, si les règles ne reviennent pas; ne pas vouloir, comme les autres docteurs, remplacer la nature, que l'on ne remplace pas, et que l'on contrarie toujours par les émissions sanguines.

Si l'aménorrhée a lieu chez une femme ou fille chlorotique, essayer à son époque seulement une ou deux fois des inspirations sédatives ou incisives.

Si l'aménorrhée a lieu chez une femme ou fille essentiellement scrofuleuse, avoir recours à des inspirations sudorifiques antinévralgiques. Le même moyen serait employé dans le cas où la fille offrirait l'élément nerveux très-développé, quoiqu'elle fût d'un tempérament pléthorique. Toujours avec ces diverses inspirations avoir recours en même temps à des pédiluves irritants, qui seront préparés avec la farine de moutarde et le sel, ou avec le vinaigre et le sel.

Dans les *affections cérébrales aiguës*, telles que la *congestion cérébrale*, *l'apoplexie*, *l'encéphalite*, etc., les inspirations antiphlogistiques avec des pédiluves acides irritants seront encore le meilleur mode de traitement. Qu'on ne nous objecte pas l'impossibilité de l'inspiration, à nous qui avons traité un arachnitis avec le plus grand succès; à cause du délire, il est toujours des instants de calme dont on peut profiter, et qui permettront d'agir par ce moyen. Il existe un tel soulagement, que le malade s'y prête volontiers. Ce moyen, uni aux lavements laxatifs, aux purgatifs par le calomel sur le tube digestif, et aux pédiluves irritants, peut sauver beaucoup d'individus.

Maladies de la Peau.

Si nous passons aux maladies de la peau, nous prouverons à tous les dermatologes que les inspirations antiphlogistiques simples et composées seront encore le principal traitement de *l'érysipèle*, de *l'érythéma*, de la *rougeole*, *scarlatine*, *miliaire*, *zona*, *pemphygus*, *rupia*, *varioloïde*, *varicelle* et *variole;* que par cette méthode on pourra combattre tous ces divers états inflammatoires sans jamais avoir recours aux saignées, ni aux sangsues, et s'opposer à tous les accidents qui peuvent avoir lieu, bien plus facilement qu'avec les pâtes et les pommades d'Alibert et de Biet, qui, à notre avis, sont des monstruosités pour notre thérapeutique.

Rhumatismes musculaire, aigu, sciatique aiguë.

Le *rhumatisme musculaire, articulaire aigu*, la *sciatique aiguë*, seront encore traités par les inspirations antiphlogistiques phosphorées, sulfureuses, chlorurées, mercurielles, avec vingt grammes de solution à la température de 50 à 55°, répétées trois fois par jour, jusqu'à ce que les douleurs, les gonflements aient disparu, et que les mouvements soient libres, méthode qui les jugule encore plus rapidement que les saignées coup sur coup. Quant au *rhumatisme chronique ou la sciatique chronique*, le traitement est si essentiel, qu'il mérite un peu plus de développement.

Un grand nombre d'affections rhumatismales chroniques ayant été traitées par Pristnitz, en Silésie, sans succès, d'autres ayant fait à Vichy jusqu'à trois saisons d'eaux minérales, sans aucun résultat favorable, ont été guéris par notre méthode et depuis 20 ans n'offrent aucune récidive : tous nos malades de Bruxelles ont suivi le traitement hydro-sudopathique, ont été soulagés pendant cinq à six mois, après ce temps ont ressenti les mêmes douleurs, et sont venus réclamer nos soins : depuis cinq, six et huit ans plus de récidives.

Ces affections, ainsi que la goutte, sont à notre point de vue la réunion de presque toutes les diathèses qui affectent l'espèce humaine ; elles présentent dans leur traitement des difficultés si grandes que la plupart, et même presque tous les médecins allopathes, les regardent comme incurables, et promènent les malades qui en sont atteints dans les diverses sources d'eaux minérales, et tous les ans sont forcés, pour garder leurs malades, d'inventer une nouvelle formule. Par notre méthode, le traitement de ces malades est si facile que nous avions sollicité l'illustre Orfila, administrateur des hôpitaux, de le proposer aux divers hôpitaux, qui ont dépensé des sommes énormes pour les bains de vapeur, qui, pris le matin, soulagent jusqu'à cinq heures du soir, et pour d'autres traitements tout aussi illusoires. Nous demandions à l'administration 50 fr. par malade guéri. La proposition a été faite ; on a répondu qu'on n'avait pas le droit de prendre les malades dans aucun service.

Ce traitement nécessite une grande patience de la part du médecin, et de la part du malade. Pour être guéri réellement, il faut que le malade n'éprouve plus de souffrance et que tout ait disparu, même après plusieurs années.

Ce traitement est plus ou moins rapide ; si le

malade a beaucoup d'énergie, et exerce fortement ses muscles, le traitement durera de huit à douze jours, mais s'il n'agit pas, et qu'il craigne d'exciter la douleur, le traitement peut durer un mois et même six semaines.

Ce traitement peut avoir lieu en tout temps, même mieux l'hiver que l'été, parce que la saison de l'hiver est plus tonique.

Dans ce traitement l'aspect de la peau externe vous sert de guide; elle doit perdre sa grande pâleur, sa teinte jaunâtre et terne, l'œdème qu'elle présente surtout aux articulations, et autres parties; il faut encore qu'elle devienne moins impressionnable au contact de l'air, et surtout moins couverte de tissus de laine; enfin la peau doit être ramenée à sa couleur, à sa chaleur et à sa sensibilité normales.

Ce traitement est le suivant:

Appliquer des ventouses sèches sur toute la surface du corps, ainsi par derrière 60 à 80, les appliquer sur toutes les articulations douloureuses, les laisser appliquées 20 à 25 minutes; éviter les vésicules, à cet effet les surveiller, et mettre par devant 50 à 60 ventouses; envelopper le malade dans des couvertures de laine, placer ses pieds dans un bain de pieds mercuriel, et lui donner une inspiration à 48 degrés pendant une heure et demie, et même 2 heures, avec la solution antiphlogistique composée dont on verse 2 grammes en commençant, et ensuite 2 grammes toutes les 20 minutes.

Faire ce traitement huit jours.

Après huit jours continuer les ventouses, prendre des inspirations sulfureuses avec la solution antiphlogistique sulfureuse, dont on prendra 2 grammes en commençant, et ensuite 2 grammes toutes les 20 minutes, et un pédiluve sulfureux.

Pendant huit jours.

Enfin appliquer encore les ventouses pendant deux jours, inspirations sudorifiques iodées avec la teinture sudorifique iodée 2 grammes en commençant, et 2 grammes toutes les 20 minutes, pédiluves alcalins. Le troisième jour après la séance frictionner le malade sur toute la peau avec la pommade stibiée, et on continuera de frictionner ainsi tous les jours le malade.

Ce traitement sera de huit jours.

La Goutte.

Le même traitement pour la goutte. Il faudrait traiter le malade en trois périodes de suite. La première pendant six semaines, avec ventouses sur tout le corps, inspirations antiphlogistiques composées et pédiluves mercuriels. Pendant vingt jours, inspirations sulfureuses, pédiluves sulfureux. Pendant dix jours, inspirations nitriques, pédiluves nitriques, et terminer par l'éruption avec la pommade stibiée.

La seconde période, application de ventouses, inspirations sulfureuses, pédiluves sulfureux, pendant vingt jours. Inspirations d'acide nitrique, pendant dix jours, pédiluves acides; terminer cette seconde période par des inspirations ammoniacales, et encore une éruption avec la pommade stibiée.

Pour la troisième période, le traitement serait fait avec les ventouses, si la peau offrait encore un peu d'altération, des inspirations sudorifiques et antinévralgiques et des pédiluves alcalins. Peut-être une troisième friction. A chaque époque de traitement les tumeurs goutteuses seraient frictionnées avec la pommade fondante.

Névralgies.

Les diverses névralgies peuvent être également traitées par les inspirations. Les névralgies faciales, sus-orbitaire, sous-orbitaire, frontale, névralgie dentaire, l'odontalgie, l'otalgie, la névralgie du nerf maxillaire, peuvent être traitées par les inspirations antinévralgiques; quelques inspirations suffiront pour faire cesser les douleurs; elles seront prises avec quatre mesures de teinture antinévralgique à la température de 50 à 55°. Lorsque ces névralgies se répètent très-souvent, il ne faut pas se contenter de soulager le malade, il faut le guérir. Nous plaçons dans la même catégorie, les *gastralgies*, les *entéralgies*, les *diarrhées chroniques*, suivies de constipation. Un grand nombre de *phthisies pulmonaires*, les *phthisies laryngées*, les *rhumatismes chroniques*, la *goutte*, les *maladies du foie*, les *affections* de la *moelle épinière*, un grand nombre d'*affections* d'*oreille*, les *maladies des yeux*, les *fistules lacrymales*, les *cancers du nez, des seins* et de la *matrice,* la plupart des *tumeurs blanches.*

Ces diverses maladies exigent un traitement de six semaines à deux mois.

Ventouses sur tout le corps. Inspirations antiphlogistiques composées, pendant deux heures, avec pédiluves mercuriels, pendant douze jours. Repos, six jours.

Ventouses, inspirations sulfureuses, pédiluves sulfureux, douze jours. Repos, six jours.

Ventouses, inspirations d'acide azotique, pédiluves acides, six jours.

Enfin, encore ventouses, inspirations balsamiques iodées, pédiluves alcalins, pendant vingt jours.

Dans les huit derniers jours de traitement, irriter la peau avec la pommade stibiée. Le traitement hygiénique consiste à se tenir le ventre libre en prenant tous les jours trois cuillerées à bouche de semences de moutarde blanche dans de l'eau sucrée.

Prendre des bains froids, ou, dans l'impossibilité, se laver chez soi avec de l'eau froide, bien s'essuyer, s'habiller et faire de l'exercice en plein air.

Matin et soir se frictionner les bras, les cuisses, les jambes avec le liniment irritant. Prendre une nourriture substantielle, appropriée et suffisante, boire aux repas du vin coupé avec de l'eau glacée, éviter de rien prendre, liquide ou solide, entre les repas. Beaucoup d'exercice et de distraction.

Maladies du Cœur.

Les *affections du cœur*, soit nerveuses, soit chroniques, peuvent être traitées par les inspirations sédatives et incisives. Qu'il y ait *hypertrophie*, qu'il y ait lésion des valvules, peu importe, on obtiendra toujours des résultats très-favorables qui permettront, dans tous les cas, d'éviter les saignées, les sangsues et les vésicatoires.

Ce traitement consiste :

1º A administrer au malade deux inspirations par jour, chacune d'une heure et demie, avec quatre mesures de teinture sédative incisive, versée par moitié à la température de 50 à 55º ;

2º Frictionner la colonne vertébrale, les bras, les cuisses et les jambes avec une cuillerée à bouche de liniment irritant; faire cette opération matin et soir avant chaque inspiration;

3° Frictionner la région précordiale avec la pommade irritante, lorsque les boutons seront bien développés; placer, soir et matin, sur les boutons gros comme un pois de la pommade suivante : cérat, 30 grammes; extrait de digitale sans fécule, 4 grammes; iodure de potassium, 4 grammes; sel ammoniac, 8 grammes;

4° Trois fois par semaine laver tout le corps avec de l'eau froide, l'essuyer, frictionner ensuite avec le liniment tonique excitant, et prendre aussitôt après son inspiration;

5° Tenir le ventre libre par des lavements émollients, et tous les trois jours y ajouter une, deux et même trois cuillerées à bouche de sel de cuisine;

6° Suivre un régime doux et léger d'abord, mais l'augmenter progressivement et le rendre substantiel, approprié et en quantité suffisante, boire aux repas du vin de Bordeaux avec de l'eau de Vichy naturelle, boire autant que possible à la glace, avoir recours aux pastilles de Vichy avant et après le repas, en prendre jusqu'à douze par jour;

7° Se couvrir de flanelle de la tête aux pieds, faire un exercice modéré au grand air, ne jamais se fatiguer, augmenter l'exercice en raison des forces;

8° Éviter toute médication active par l'estomac, les saignées, les sangsues, même les vésicatoires. Suivre ce traitement huit jours, se reposer quatre, le reprendre, et ainsi de suite jusqu'à parfait rétablissement.

Affections syphilitiques.

Affections syphilitiques. Ces affections, lorsqu'elles sont simples et primitives, sont traitées avec une rapidité extrême. La médication est mercurielle. Dans toutes ces affections, le virus syphilitique offre une lésion de calorification qui disparaît dans les premières séances.

Lorsque les narines ou les oreilles peuvent être affectées, il faut avoir recours au tube à nez ; les autres cas peuvent être traités par la bouche. Cette méthode a le précieux avantage de laisser le malade manger et boire à sa volonté et de vaquer à toutes ses occupations sans être dérangé.

Loin de fatiguer les malades, cette médication leur donne de l'embonpoint, et par conséquent plus de fraîcheur ; cet état est bien remarquable chez les femmes, qui, dans cette affection, ont le teint plus ou moins plombé, les yeux ternes et fatigués ; après quelques inspirations, leur physionomie paraît toute changée et rafraîchie.

Ce traitement consiste à prendre deux inspirations par jour. On se sert d'eau ordinaire, dans laquelle on met trois mesures de solution antiphlogistique, composées chacune de 2 grammes, versés en commençant, et ensuite toutes les vingt minutes si l'inspiration est d'une heure ; ajouter une quatrième mesure si elle est d'une heure et demie : cette inspiration sera faite à 50° ; faire en sorte d'obtenir la transpiration et donner en même temps un pédiluve irritant, afin d'amener une grande transpiration.

S'il y a des chancres, les laver avec de l'eau de guimauve, et jamais d'escarotique. S'il y a des bubons un peu forts dans l'aine, il ne faut pas les laisser abcéder. Avant qu'il y ait de fluctuation, et lors même qu'elle existerait, il faut placer un petit vésicatoire sur le milieu du bubon, enlever l'épiderme et panser avec de la charpie imbibée d'une solution composée d'eau distillée, 32 grammes, et deuto-chlorure de mercure ou sublimé corrosif, 1 gramme; laisser cette charpie une heure, puis l'enlever, répéter ce pansement plusieurs fois, jusqu'à ce que la tumeur disparaisse. C'est le procédé du docteur Regnaut, de Toulon, qui est excellent; j'en ai plusieurs fois fait l'expérience avec plein succès. Le deuxième jour, deux inspirations avec trois mesures de solution; le troisième jour, on augmentera d'une mesure par chaque inspiration; on augmentera ainsi d'une mesure tous les deux jours, jusqu'à arriver à verser huit mesures par inspiration.

Suivre ce traitement quinze jours, se reposer cinq et le reprendre ainsi de suite jusqu'à guérison parfaite.

Affection syphilitique constitutionnelle. Cette affection, portée sur les oreilles, les narines, le palais, l'arrière-bouche, sur le larynx, est, en général, plus ou moins incurable, et résiste à toutes les méthodes, même à la tisane de Feltz et de Zittmman : c'est dans ces cas difficiles que l'on doit avoir recours avec succès aux inspirations.

Le traitement à suivre est celui que nous avons indiqué pour la goutte.

Ces traitements sont d'autant plus importants, que la plupart des médecins de cette spécialité révoquent en doute la curabilité de ces maladies. Il serait donc bien essentiel, pour l'humanité si fortement atteinte de ce virus, que les maîtres de la science voulussent s'assurer eux-mêmes de l'efficacité de nos moyens.

Maladies des Yeux.

Les maladies des yeux n'étant que le symptôme d'affections gastralgique et entéralgique, et se rapportant aux diverses diathèses, doivent être traitées de la même manière. Les inspirations, qui toutes se font par le nez, offrent des résultats réellement miraculeux, et nous pouvons dire que bientôt, si elles sont mieux connues, les oculistes seront forcés de conserver leurs instruments pour autre chose que pour les yeux humains : car, en vérité, jusqu'à présent notre succès a été tel que nous croyons toute opération inutile. Ainsi, nous avons agi dans des cas de *glaucôme*, de *staphylôme*, de *taies* sur la cornée, d'*amaurose*, de *gouttes sereines*, dans des cas de *cataracte* commençant, de *fausse cataracte*, et toujours heureux, je suis sorti avec honneur de toutes ces cures. Quant aux *maladies chroniques des paupières*, aux *ophthalmies aiguës* et *chroniques*, on peut se servir de ce moyen avec le plus grand succès. Dans les maladies des paupières, et surtout dans les *ulcérations chroniques, scrofuleuses, syphilitiques* ou *dartreuses* il faut prendre, matin et soir, gros comme la tête d'une épingle de pommade fondante, et frictionner les bords des paupières, puis faire une inspiration antiophthalmique si l'on suppose un état scrofuleux; une inspiration antiphlogistique composée si l'on attribue cet état à un vice vénérien.

Fistules lacrymales.

Dans les maladies des points et des conduits lacrymaux, quand on peut supposer un état inflammatoire, faire inspirer par les narines une décoction de guimauve. Si cette affection est chronique, et que l'on suppose de l'engorgement, avoir recours à la pommade fondante, que l'on placera sur les points lacrymaux, ensuite faire prendre une inspiration à travers l'eau, ou une forte infusion de fleurs de sureau, trois mesures de teinture antiophthalmique, versées par moitié : on peut, par là, rendre libres les conduits lacrymaux, éviter leur oblitération ou une fistule. J'ai guéri par ce moyen cinq personnes atteintes de fistules lacrymales prises dans le service de MM. Gerdy et Velpeau, à la Charité ; je les ai engagées à refuser l'opération et à venir me trouver. Ce traitement consiste à placer sur la caroncule lacrymale la pommade fondante, ou un vésicatoire, à comprimer assez fortement et à faire inspirer par les narines des inspirations iodées, ou mercurielles.

Dans *l'ophthalmie aiguë*, si elle coïncide avec

une aménorrhée, prendre des inspirations anti-phlogistiques, des pédiluves irritants, des cataplasmes émollients sur l'œil ; les inspirations seront prises par les narines. Si cette coïncidence n'existait pas, il serait toujours utile d'agir de même pour détourner rapidement l'inflammation.

Dans l'*ophthalmie intense*, lorsqu'il y a des *chémosis*, et que les douleurs sont atroces, il faut, trois fois par jour, faire des inspirations antiphlo-gistiques, et en même temps des pédiluves irritants, ce moyen est plus prompt, plus rapide que les saignées, et le malade est soulagé bien plus tôt.

Mais dans les *ophthalmies chroniques*, *l'ophthalmie puriforme* des nouveau-nés, même pour le *leucoma*, il faut frictionner les bords libres des paupières avec la pommade fondante, et ensuite faire prendre par les narines une inspiration avec trois et quatre mesures de teinture antiophthalmique.

Lorsqu'il y a *leucoma, staphylôme*, il faut, tous les jours, irriter de plus en plus la conjonctive avec la pommade fondante antiophthalmique, et après la friction, faire prendre l'inspiration : la grande inflammation que l'on produit disparaît, et avec elle une portion des taches ou nuages de la cornée, des pustules et des staphylômes. Enfin, répéter assez souvent ces inflammations artificielles pour emporter toutes ces diverses affections. Je crois même qu'avec de la patience on arrivera à détruire le *leucoma*, qui était incurable, et ensuite la *pustule variolique*, comme nous l'avons fait chez une jeune personne de quatorze ans, en douze séances. Il faut appliquer le vésicatoire sur la tache et ensuite enlever l'inflammation avec l'inspiration iodée.

Les *amauroses* par *asthénie* générale doivent être traitées également par la pommade fondante et les inspirations sudorifiques antinévralgiques pendant une heure et demie, des pédiluves irritants, des frictions irritantes sur la peau, des lavements purgatifs, des bains froids.

Les *amauroses* seront traitées par les inspirations antiphlogistiques composées, et les autres moyens précités.

Pour les *gouttes sereines*, le traitement consiste dans les frictions avec la pommade fondante et des inspirations antiophthalmiques.

Traitement de la cataracte. Jusqu'alors je n'ai eu que de fausses cataractes, que j'ai traitées avec succès, et je suis convaincu que par ce moyen on peut agir sur les diverses cataractes. Dans ce cas, frictionner avec la pommade fondante les paupières; après la friction, une inspiration antiophthalmique avec trois et quatre mesures. Des pédiluves irritants.

Tremblement mercuriel, Empoisonnements métalliques.

Il est encore une foule d'affections que l'on peut traiter par cette méthode.

Exemple. — Les *tremblements mercuriels* chez les doreurs et les étameurs de glace; la guérison a lieu après cinq ou six séances. — Inspiration antiphlogistique, deux heures, à 50° Réaumur, et un pédiluve.

Les divers *empoisonnements métalliques*, surtout le cuivre. En 1835, nous avons traité, depuis six heures du soir jusqu'à une heure du matin, quarante-huit élèves qui avaient été empoisonnés avec des pommes de terre cuites dans une marmite contenant du vert-de-gris. Leur traitement a été opéré en une seule séance de deux heures, inspiration antiphlogistique pendant une heure et demie. Dans les premières minutes le vomissement est provoqué, et réitéré après cinq minutes, quelquefois après trois minutes; après vingt minutes plus de vomissement; la peau, qui était sèche, devient halitueuse, ensuite se couvre de sueurs, et tout disparaît.

Nous avons traité de la même manière quatre empoisonnements chez des ouvriers fondeurs de caractères d'imprimerie. Ici le vomissement a eu lieu une seule fois.

Même traitement pour les empoisonnements par les sels de plomb et les *coliques de plomb*.

Paralysies.

Un grand nombre de paralysies sont encore occasionnées par la diathèse syphilitique, et la diathèse psorique.

Le traitement qui nous a le mieux réussi, est celui que nous avons indiqué pour le rhumatisme chronique.

Surdité.

La surdité n'est qu'un symptôme d'une diathèse qu'il faut chercher, étudier et traiter; le plus souvent elle tient à la diathèse syphilitique, et elle se traite alors par la solution antiphlogistique composée.

Surdité.

La surdité n'est qu'un symptôme d'une diathèse qu'il faut chercher, étudier et traiter; le
plus souvent elle tient à la diathèse syphilitique,
et elle se traite alors par la solution hypophos-
phitique calcaire.

APPENDICE

APPENDICE

Sur la méthode curative adoptée par le docteur
Richard, au moyen d'applications de ventouses
sèches et des inhalations, par M. le professeur
Otto, doyen de l'Académie de Copenhague [1].

Nulle part, plus qu'à Paris, les maladies ne sont
traitées de manières si différentes et d'après des
vues thérapeutiques aussi variées.

Et de quelle manière les médecins les plus cé-
lèbres de cette capitale sont-ils arrivés à la connaissance de l'infaillibilité de leurs vues et procédés thérapeutiques? Au moyen de l'anatomie
pathologique! C'est sur elle que le médecin pari-

---

[1] Extrait de *Zeitschrift fur die gesammte Medicin*, par
le docteur Oppenheim, traduction du docteur Reich.

sien base son traitement d'une maladie particulière par une saignée; un autre médecin maintient son mode curatif de la même maladie par
des purgatifs actifs; un autre par des remèdes
simples et antiphlogistiques; par contre, un quatrième parvient à la guérir en prescrivant des
toniques, et enfin un cinquième obtient le même
but désiré par... rien !

Il est, en effet, hors de toute contestation que la
guérison d'une seule et même maladie peut s'effectuer par des médicaments qui ont des vertus thérapeutiques très-opposées, selon que le médecin
cherche à obtenir la guérison de la maladie d'une
manière *directe* ou *indirecte*, selon qu'il veut uti-
liser les effets *primaires* ou *secondaires* des médicaments dont il se sert, et d'après l'opinion qu'il
s'est formée de la puissance *antagonistique* ou
sympathique de la nature, sous le rapport de l'organisme; de sorte que l'étonnement si fréquent du
public, sur un tel phénomène, peut très-facilement
être éclairci par celui qui est initié dans les mystères de la médecine. Mais il n'en est pas ainsi de
la surprise qu'éprouve un médecin lorsqu'il voit
un de ses collègues traiter la même maladie, dans

la même phase, par des moyens thérapeutiques si opposés, et se référant aux mêmes indications anatomico-pathologiques ; quand il voit que plusieurs célébrités médicales en renom préconisent des médications si variées contre la même maladie, en en donnant pour raison des changements effectués dans l'organisme ou dans le cadavre, et se trouvent cependant en contradiction ouverte avec des médecins également renommés. En de pareils cas, il ne reste pour tout le monde qu'à douter de l'importance de l'anatomie pathologique dans la guérison des maladies, ou de la véracité des personnes dont on était habitué à croire l'*ipse dixit*. Cependant, ce n'est pas toujours avec intention que des apparences sont prises pour des réalités; c'est une faiblesse reconnue de l'esprit de croire à l'existence réelle de ce que l'on désire vivement, afin de ne pas être forcé d'abandonner des théories en faveur, ou de renoncer à des observations faites autrefois. Les médecins les plus exposés à tomber dans des erreurs semblables sont ceux qui ne s'occupent que des *spécialités*, ne dirigeant exclusivement leur attention que sur une classe de maladies. L'illustre Louis ne voit partout que des tubercules commençants ou en plein développement dans les poumons! Devant les regards d'un Bouillaud, doué d'un esprit si ingénieux, il se dresse une maladie du cœur dans chaque souffrance rhumatismale! Pour tout dire, la partie *thérapeutique* des médecins français forme leur côté faible; le grand nombre de leurs méthodes n'a pas produit un résultat aussi heureux qu'on était autorisé à le prévoir; et le médecin étranger, en visitant les différents hôpitaux de Paris, se trouve à la fin dans l'impossibilité de décider à quelle méthode il doit donner la préférence.

Qu'il me soit permis de faire faire connaissance au lecteur de ce journal, d'une méthode curative adoptée par un médecin de Paris; cette méthode a cela de particulier qu'elle diffère entièrement de l'application usuelle des médicaments, et qu'elle restreint le traitement de toutes les maladies à l'application de ventouses et à des inhalations. Cette méthode, quoique suivie depuis trente ans, n'a pas encore été publiée, ni par son inventeur ni par aucun de ceux qui ont écrit sur la situation de la médecine à Paris. La méthode en question est exclusivement mise en pratique par le docteur Richard , dont, par hasard, je fis la connaissance, et qui, avec une affabilité toute française, m'initia aux mystères de sa méthode.

.   .   .   .

.   .   .   .

Le docteur Richard part de ce point de vue, que la plupart, sinon toutes les maladies, dérivent d'un dérangement ou d'un affaiblissement survenu dans la fonction de la peau, ou concordent avec lui ; la peau étant, de tous les organes du corps humain, celui qui est le plus abondamment pourvu de nerfs, on doit, avant toute chose, chercher à rétablir sa fonction interrompue, ou agir par l'intermédiaire de la peau sur tout le système nerveux. Dans l'un ou l'autre cas, la meilleure manière d'opérer est d'irriter la peau, et, parmi les moyens pour l'effectuer, l'application de grandes ventouses sèches se range en première ligne.

Le docteur Richard les applique sur tout le corps, dans toutes les maladies constitutionnelles, d'abord par devant, puis par derrière ; dans le cas où ces ventouses, qui restent appliquées vingt minutes sur chaque côté, ne font pas obtenir le but désiré, et si la peau reste toujours sèche, relâchée et jaunâtre, alors une grande partie de la peau est frottée avec une pommade irritante très-forte, afin de produire une irritation de la peau, ou une dérivation vers elle. Lorsque ces derniers moyens n'ont pas suffi, le docteur Richard fait appliquer, après les ventouses, de la glace ou de l'eau glacée sur toute la surface du corps, en l'enveloppant ensuite avec plusieurs couvertures. Par l'un ou l'autre de ces moyens, l'irritation produite développe sur la peau une éruption qui se manifeste du sixième au neuvième jour; on cesse alors les frictions.

L'application des ventouses et les frictions qui se font chaque jour sont combinées avec des inhalations destinées à introduire dans l'organisme, par les voies aériennes, les principes médicamenteux qui y sont facilement absorbés en raison de la nature absorbante de leurs surfaces[1].

[1] Le docteur Otto continue ici l'explication du procédé, ce qui serait une redite pour le lecteur.

L'effet constant produit par les ventouses sèches est de rougir fortement la peau en même temps qu'elle devient chaude et humide ; mais lorsqu'on laisse les ventouses trop longtemps, il se produit de véritables phlyctènes. L'inhalation produit toujours une forte transpiration, après laquelle le malade éprouve une assez grande faiblesse, que l'on fait disparaître avec du bouillon et du vin.

A l'aide de cette méthode, le docteur Richard affirme pouvoir guérir toutes les maladies curables dans un temps beaucoup plus court, que cela ne peut se faire par tout autre moyen en usage. Il affirme également que des malades affectés de caries, fungus, etc., etc., qui avaient à subir des opérations, y furent soustraits par l'emploi de sa méthode.

Pendant trois semaines consécutives, allant chaque jour visiter son établissement, je vis le docteur Richard traiter tous ses malades de la même manière ; pour les inhalations, il se servait de différentes compositions, selon la maladie du sujet.

Pendant le séjour que j'y fis, j'ai vu traiter, entre autres, les maladies suivantes : un garçon, de vingt-cinq ans, était affecté de caries dans le bras; les trois ou quatre ulcères fistuleux d'une mauvaise nature rendaient un pus liquide et d'une mauvaise odeur; ils étaient entourés d'un gonflement considérable. M. Richard fit appliquer cinq ventouses sur les ulcères mêmes, ainsi que sur les parties tuméfiées. Une grande quantité de sang et de pus fut attirée dans les ventouses. Lorsque les ventouses furent enlevées à l'aide de sa pommade fondante, il frictionna le bord des tumeurs, et introduisit même profondément la pommade dans les plaies; en même temps, toute la partie extérieure du bras était frictionnée avec la pommade irritante. Ce procédé fut suivi chaque jour, et je déclare que les tumeurs se purifièrent entièrement après un traitement de six jours, et commencèrent à se cicatriser le quatorzième. Le huitième jour, le gonflement était entièrement disparu. M. Richard traitait de la même manière tous les cas de caries, et, comme il l'affirme, avec un pareil succès. Il dit que toute incision augmente le mal en facilitant l'accès de l'air, et conséquemment causant une irritation et la suppuration. A ce traitement, il faut ajouter une inhalation iodée, pendant deux heures, à 50°.

Une petite fille de treize mois fut amenée, affligée d'une *ophthalmie scrofuleuse ;* les deux yeux rendaient une grande quantité de pus, avaient des taches sur la cornée, et montraient une assez grande horreur du jour. L'enfant présentait aussi un ventre très-gros et dur, de grandes émaciations, somnolence, manque d'appétit, otorrhée avec écoulement et perte de substance de temps en temps. Vingt ventouses furent appliquées sur le dos, le ventre, la poitrine et les extrémités inférieures ; tout le corps fut frictionné avec la pommade irritante, et les yeux avec la pommade fondante. Déjà, le jour suivant, l'enfant ouvrait de lui-même les yeux auparavant fermés, et avait bien dormi pendant cinq à six heures ; il mangeait avec appétit, au dire de sa mère. Le procédé ci-dessus décrit fut continué chaque jour ; le sixième jour, les frictions furent interrompues, à cause de l'éruption des boutons ; au bout de quatorze jours, l'ophthalmie cessait ; la peau, d'abord sèche et relâchée, avait pris l'apparence de la santé; un peu de pus suintait encore de l'oreille; l'enfant jouissait d'un sommeil et d'un appétit naturels.

Aux enfants scrofuleux et d'un âge plus avancé, le docteur Richard ajoute les inspirations iodées, et, lorsqu'ils sont très-faibles, il y mêle les aromatiques; si des inflammations ont lieu, il fait d'abord inspirer la solution antiphlogistique simple; puis il fait journellement frictionner avec la pommade fondante la surface extérieure des paupières, comme remède contre tous les cas chroniques des maladies des yeux, et surtout contre l'albugo, les taches de la cornée, les cataractes commençantes, etc., etc.

Une fille de vingt ans fut aussi amenée chez M. Richard, ayant eu des pustules de vérole sur toute la surface du corps, lesquelles disparaissaient subitement; après cette disparition, une affection cérébrale violente avec délire et aberration des sens avait lieu; il paraît que la malade était affectée de ménostase quatre mois avant sa dernière maladie. Le docteur fit appliquer les ventouses trois fois pendant vingt-quatre heures, sur le dos, l'abdomen et les cuisses, puis inspirer la solution antiphlogistique simple ; ce fut le *jour suivant* que les règles apparaissaient, que les pustules sortaient de nouveau, que l'affection cérébrale cessait, et que tout danger disparaissait. Contre la ménostase, M. Richard se servait toujours de ce traitement, et cela avec une réussite si extraordinaire, que les règles apparaissaient dans le jour même ; contre le crachement ainsi que le vomissement de sang, une seule séance, avec application de ventouses sur la poitrine, l'épigastre, les aines et les extrémités inférieures, et une inspiration antiphlogistique, suffit d'ordinaire pour éloigner le mal.

Un homme robuste et pléthorique, âgé de vingt ans, se plaignait de symptômes indiquant une pneumonie : des ventouses lui furent appliquées sur la poitrine et le dos, après quoi on lui frictionna la poitrine et le dos avec la pommade irritante ; on lui fit ensuite inspirer pendant une heure la solution antiphlogistique simple ; il se trouvait déjà mieux le jour suivant. Ce traitement répété deux jours de suite, le malade se portait tout à fait bien ; il n'était pas survenu de boutons, cependant la peau était rouge et humide.

Une fille de vingt ans se présenta avec des accès asthmatiques, des palpitations du cœur, lequel avait des pulsations très-irrégulières. M. Richard me fit observer que de tels symptômes sont pour la plupart nerveux, et qu'ils dérivent d'une suppression de la fonction de la peau ; il ordonna qu'on mît des ventouses sur la poitrine et le dos, qu'on fît inspirer à la malade la préparation antinévralgique incisive ; il prescrivit également à la malade de boire, le soir, du vin chaud très-sucré (remède contre l'asthme que le docteur Richard recommande beaucoup). Le jour suivant, la fille annonçait qu'elle se trouvait très-soulagée ; la pulsation du cœur était devenue régulière. Les mêmes remèdes furent répétés, et, le troisième jour, cette fille nous disait qu'elle était entièrement guérie.

Un jeune homme ayant eu un facies phthisique, affecté, en outre, d'une bronchite chronique, avec raucité, une respiration difficile et une toux continuelle, M. Richard fit appliquer trente ventouses sur toute la surface antérieure et postérieure du corps ; après l'application des ventouses, il lui fit inspirer la solution antiphlogistique composée.

Cela eut lieu pendant dix jours consécutifs , et déjà, après le cinquième jour, le malade était soulagé; la toux et la difficulté de respiration n'existaient plus.Après dix jours, le malade s'absenta , et revenait quelque temps après, disant qu'il se trouvait si bien , qu'il trouvait inutile de continuer son traitement.

Les fièvres intermittentes, et celles même qui résistent à tous les médicaments, sont traitées et guéries au moyen des ventouses appliquées sur tout le corps et des inspirations antiphlogistiques, pendant lesquelles les pieds sont tenus constamment dans l'eau chaude; après quoi une forte nourriture et du bon vin. Au bout de deux ou trois séances, la fièvre est guérie, et il n'y a plus de récidives.

Voilà en quoi consiste la méthode curative du docteur Richard ; et, quoiqu'elle soit fort restreinte, je me suis cependant convaincu de son succès dans le grand nombre des cas que j'ai observés ; elle ne doit donc pas être négligée. Son idée d'opérer sur toute la surface de la peau , afin de produire un changement bienfaisant dans l'organisation entière , n'est point excentrique ; mais, bien qu'elle ne soit pas nouvelle, elle diffère complétement dans la pratique de ce qui avait été fait avant lui. Personne ne peut mettre en doute la grande efficacité de la transpiration dans certaines maladies. Les médecins anciens, et quelques-uns des modernes, n'ont-ils pas recommandé et n'ont-ils pas insisté sur l'importance des frictions appliquées sur tout le corps, qui ne sont que trop négligées de nos jours? Qui ne connaît pas les rapports des voyageurs, les guérisons presque miraculeuses obtenues à l'aide du *massage*, c'est-à-dire la pétrissure de tout le corps, qui se pratique dans tous les pays de l'Orient? Que nous présente la méthode du docteur Richard, si ce n'est l'ensemble de ces divers moyens pour arriver à une excitation générale de l'organe si important de la peau? Quant à l'inhalation des médicaments, au lieu de l'administration par les voies ordinaires, des médecins de plusieurs pays s'en sont servis avec succès depuis longtemps; et, dans un temps peu éloigné, on emploiera beaucoup plus encore ce procédé, grâce à l'appareil imaginé par le docteur Richard.

FIN.

TABLE DES MATIÈRES

Traitement spécial des diverses Maladies.

FIN DE LA TABLE.

Paris.—Imp. Bonaventure et Ducessois, quai des Augustins, 55,
près du pont Neuf.

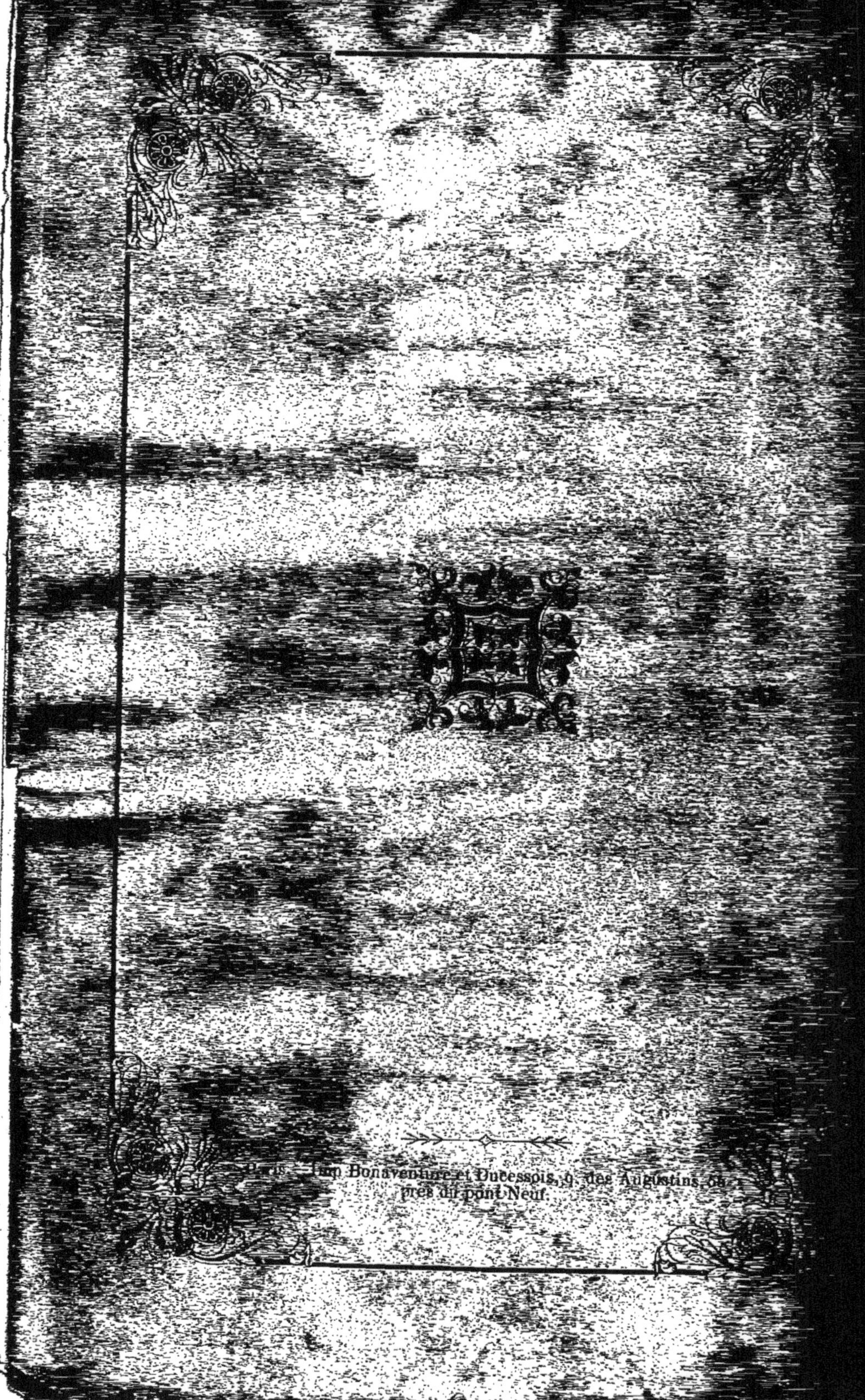

Imp. Bonaventure et Ducessois, q. des Augustins, 55
près du pont Neuf.